VEGAN KOCHBUCH

Leckere Vegane Rezepte Schnell Und Einfach Für Eine Gesunde Ernährung

(Vegan Kochen Und Backen Einfache Rezepte Mit Pfiff Für Schnelles)

Lisa Peters

Herausgegeben von Alex Howard

© **Lisa Peters**

All Rights Reserved

Vegan Kochbuch: Leckere Vegane Rezepte Schnell Und Einfach Für Eine Gesunde Ernährung (Vegan Kochen Und Backen Einfache Rezepte Mit Pfiff Für Schnelles)

ISBN 978-1-77485-060-2

Dieses Dokument zielt darauf ab, genaue und zuverlässige Informationen zu dem behandelten Thema und Themen bereitzustellen. Die Publikation wird mit dem Gedanken verkauft, dass der Verlag keine buchhalterischen, behördlich zugelassenen oder anderweitig qualifizierten Dienstleistungen erbringen muss. Wenn rechtliche oder berufliche Beratung erforderlich ist, sollte eine in diesem Beruf praktizierte Person bestellt werden.

- Aus einer Grundsatzerklärung, die von einem Ausschuss der American Bar Association und einem Ausschuss der Verlage und Verbände gleichermaßen angenommen und gebilligt wurde.

Es ist in keiner Weise legal, Teile dieses Dokuments in elektronischer Form oder in gedruckter Form zu reproduzieren, zu vervielfältigen oder zu übertragen. Das Aufzeichnen dieser Veröffentlichung ist strengstens untersagt und jegliche Speicherung dieses Dokuments ist nur mit schriftlicher Genehmigung des Herausgebers gestattet. Alle Rechte vorbehalten.

Die hierin bereitgestellten Informationen sind wahrheitsgemäß und konsistent, da jede Haftung in Bezug auf Unachtsamkeit oder auf andere Weise durch die Verwendung oder den Missbrauch von Richtlinien, Prozessen oder Anweisungen, die darin enthalten sind, in der alleinigen und vollständigen Verantwortung des Lesers des Empfängers liegt. In keinem Fall wird dem Verlag eine rechtliche Verantwortung oder Schuld für

INHALTSVERZEICHNIS

Kapitel 1: Wie kann ich zum Veganismus wechseln?

Es gibt zwei wichtige Dinge, die berücksichtigt werden müssen, um auf Veganismus umzusteigen: Gesundheit und Vergnügen. Es ist wichtig sicherzustellen, dass Sie nach der Umstellung auf Veganismus alle verschiedenen Vitamine und Mineralstoffe die Sie brauchen, in Ihrer Ernährung enthalten sind. Verlassen Sie sich nicht zu sehr auf Kohlenhydrate, um den Heißhunger zu stillen, stattdessen konzentrieren sie sich darauf genügend Proteine zu sich zu nehmen.

Gesundes Essen nach dem Wechsel zu Veganismus ist überraschenderweise sehr einfach. Protein ist in den meisten Nahrungsmitteln, einschließlich Gemüse, leicht verfügbar, und eine ausgewogene vegane Ernährung liefert reichlich Protein. Wenn Sie Ihre Ernährung mit Hülsenfrüchten wie Soja oder anderen Nüssen oder mit "gefälschtem" Fleisch aus reinem Weizenprotein ergänzen, werden Sie wahrscheinlich die Menge, die Sie täglich benötigen, nachdem Sie auf Veganismus umgestellt haben, deutlich übertreffen.

Manche Leute haben kein Problem damit, zum Veganismus zu wechseln, wenn es darum geht, bestimmte Lebensmittel zu vermeiden. Viele Menschen bevorzugen eine Ernährung mit frischem Obst und Gemüse, Nüssen, Samen und Pilzen, die als Vollwertkost oder in Pfannengerichten und anderen einfachen Zubereitungen serviert werden. Jedoch gibt es auch diejenigen, die Fleisch und Milch anfangs vermissen. Aber dafür gibt es vegane Ersatzstoffe für die meisten denkbaren Lebensmittel. Veganer Pudding, vegane Milch, veganer Käse, veganes Hühnchen, vegane Wurst, veganer Truthahn, alles kann in einem lokalen Bioladen gefunden werden. Und während manche vielleicht nicht genau so schmecken wie ihr tierisches Gegenstück, oder eine etwas andere Textur haben, werden Sie mit etwas Experimentieren irgendwann Ersatzstoffe finden, die Ihre Sehnsüchte füllen und den Wechsel zu Veganismus langfristig machen.

Was sind die verschiedenen Arten von veganen Nahrungsmitteln?

Die vegane Ernährung ist die restriktivste aller vegetarischen Diät-Typen und vegane Lebensmittel sind streng auf pflanzliche Quellen wie Getreide, Nüsse, Obst und Gemüse beschränkt. Alle tierischen Nahrungsquellen sind von der Ernährung ausgeschlossen. Dazu gehören nicht nur Fleisch und Meeresfrüchte, sondern auch Eier und Milchprodukte. Zu den Herausforderungen, denen sich Veganer stellen müssen, gehört es, genug von den richtigen Arten von Nährstoffen auf eine etwas andere Weise zu sich zu nehmen, aber das Verzehren einer Vielzahl von Früchten und Gemüsesorten kann die Nährstoffbasis abdecken, wobei Bohnen eine gute Proteinquelle sind.

Zulässige Lebensmittel für Menschen, die sich für einen Veganen Lebensstil entschieden haben, sind ausschließlich pflanzliche und sorgfältig ausgewählte, reich an Proteinen, Ballaststoffen und anderen Nährstoffen gewählten Lebensmittel. Ein gängiges Missverständnis ist, dass eine vegane Ernährung wenig Vitamine und Eiweiß enthält, da Menschen die nicht Vegan Leben viele ihrer Protein aus Fleisch bekommen. Dies kann mit einem erhöhten Verzehr von Bohnen, Nüssen und pflanzlichen Ölen wie Rapsöl überwunden werden. Diese Optionen bieten eine große Menge an Protein pro Portion und bieten auch eine Quelle für gesunde ungesättigte Fette. Frisches Obst und Gemüse versorgt Veganer mit der empfohlenen Menge an Nährstoffen und essentiellen Vitaminen für einen gesunden veganen Lebensstil. Beispielsweise enthalten Lebensmitteln wie Kartoffeln, Spargel, Brombeeren, Erbsen, Cashewnüssen und Sonnenblumenkernen viel Zink. Eisen wird in Avocados, Erdbeeren, Kürbis, Kokosnuss und Grünkohl gefunden. Diese und andere Früchte, Gemüse und Nüsse enthalten auch Riboflavin und Vitamin B12. Viele frische Produkte wie Äpfel und Sellerie liefern eine gesunde Dosis an Ballaststoffen.

Vollkornprodukte in Brot, Teigwaren und Getreide enthalten eine beträchtliche Menge an Ballaststoffen und Kohlenhydraten, die ausreichend sind, um gesunde Verdauungssysteme und das Energieniveau aufrecht zu erhalten. Proteinquellen wie Hülsenfrüchte, Nüsse und Öle werden stärker berücksichtigt. Haferflocken, Spaghetti und Tofu Lasagne sind hervorragende vegane Lebensmittel die mit Getreide zubereitet werden. Der Ersatz von Eiern und Milchprodukten kann für Veganer eine schwierige Herausforderung darstellen, da sie in vielen nicht-veganen Rezepten gängige Zutaten sind. Alternativen, wie Soja- und Mandelmilch, existieren, um diese Nahrungsmittelgruppen zu ersetzen. Milch aus pflanzlichen Quellen wie Sojabohnen, Reis und Mandeln ist die bevorzugte Wahl für viele Veganer. Tofu ist ein weiteres Beispiel für eine Milch-freie Alternative zu Milchprodukten und eine hervorragende Proteinquelle. Sogar Hamburger können mit Hafer und Nüssen kopiert werden. Tiefkühlobst, Milchreis und Bananenmuffins sind nur einige Beispiele für Süßwaren und Backwaren, die mit den richtigen Zutaten in die vegane Ernährung aufgenommen werden können.

Was sind die Vorteile einer veganen Ernährung?

Die vegane Ernährung konzentriert sich mehr auf Hülsenfrüchte, Obst, Gemüse und Getreide. Die Vorteile einer veganen Ernährung sind mit einem niedrigeren Verbrauch an gesättigten Fettsäuren, gesunden Mengen an Ballaststoffen und Vitaminen verbunden. Auch eine Verbesserung der allgemeinen Gesundheit des Planeten ist mit der Veganen Ernährung verbunden. Die vielleicht größten Vorteile einer veganen Ernährung werden mit niedrigeren gesättigten Fettsäuren im Körper in Verbindung gebracht. Viele Milchprodukte und Fleischsorten neigen dazu, ein hohes Maß an gesättigten Fettsäuren zu haben, was mit einer Reihe von Herz-Kreislauf-Erkrankungen zusammenhängt. Eine Person, die sich vegan ernährt, tendiert dazu, diese Proteinquellen durch gesündere Quellen wie Nüsse und Hülsenfrüchte zu ersetzen.

Ballaststoffe machen einen Großteil der veganen Ernährung aus. Faserige Körner und Grünzeug fördern einen gesunden Stuhlgang. Es ist bekannt, dass die Vorteile einer veganen Ernährung den Verbrauch von Ballaststoffen verbessern und dazu beitragen, Bauchkrämpfe und sogar Darmkrebs abzuwehren. Aber die Vorteile sind nicht nur mit einer großen Menge an nützlichen Vitaminen verbunden, sie erleichtern auch den Verbrauch von Phytochemikalien(Sekundärmetaboliten).

Phytochemikalien sind organische Verbindungen, die von Pflanzen erzeugt werden. Der Konsum von Phytochemikalien wurde mit der Krebsprävention, der Förderung nützlicher Enzyme und der Erhöhung der Wirksamkeit von Vitaminen und Antioxidantien in Verbindung gebracht.

Es ist auch bekannt, dass Veganer einen niedrigeren Körperfettanteil haben als Personen, die eine Fleisch-basierte Ernährung zu sich nehmen. Die Natur einer veganen Diät erleichtert den Verbrauch von weniger Kalorien, was den Gewichtsverlust fördert. Diejenigen, die sich für eine vegane Ernährung entscheiden, sind auch mit der Verbesserung der allgemeinen Gesundheit des Planeten verbunden. Die Herstellung von Obst und Gemüse hat tendenziell einen geringeren ökologischen Fußabdruck als die Fleischindustrie. Die Vorteile einer veganen Ernährung sind nicht nur mit einer besseren Gesundheit verbunden, sondern fördern auch einen gesunden Planeten.

Kapitel 2: Was ist vegane Ernährung überhaupt?

Bevor Du mit den verschiedenen Rezepten oder Vorteilen beginnst, solltest Du wissen, was Veganismus ist. Bei Veganismus handelt es sich um eine besondere Lebensweise, bei der Du alle Arten von tierischen Produkten vermeidest. Das bedeutet, in Deiner Ernährung verzichtest Du auf Fleisch und Fisch. Hinzu kommen tierische Produkte wie Milch, Eier oder Honig. Dabei ist zu unterscheiden, ob Du Dich vegan ernähren oder eine vegane Lebensweise verfolgen willst. Die vegane Ernährung beinhaltet lediglich den Verzicht auf tierische Produkte. Eine vegane Lebensweise schließt zusätzlich die Verwendung von Produkten aus, die tierischen Ursprungs sind. Zum Beispiel Leder, Seide oder Wolle. Willst Du noch einen Schritt weitergehen, verzichtest Du in allen Bereichen des Lebens auf Waren und den Konsum aus/von tierischen Produkten. Das bedeutet für Dich, dass Du nicht nur auf Fleisch und Fisch verzichtest, sondern den Konsum von allen Produkten reduzieren, die von Tieren stammen. Selbst kleinste Inhalts- oder Zusatzstoffe können aus tierischen Quellen stammen. Gute Beispiele sind Galantine, Wein, der mit Lab hergestellt wird oder Kosmetika, die auf Stoffe wie Collagen, Lanolin oder andere Substanzen tierischen Ursprungs setzen. Die Umsetzung des veganen Lebensstils beinhaltet ein großes Maß an Konsequenz und Planung. Natürlich kannst Du Schritt für Schritt vorgehen, denn die Komplettumstellung von einem auf den anderen Tag ist meist sehr kompliziert. Besonders dann, wenn Du gerade erst begonnen hast, Dich mit dem veganen Leben zu befassen. Noch weißt Du nicht genau, welche Produkte einen tierischen Ursprung besitzen und welche nicht. Deshalb ist es zu empfehlen, dass Du zunächst mit der veganen Ernährung beginnst. Dadurch kannst Du schon einen Großteil der tierischen Produkte in Deinem Alltags ausschließen. Mit der Zeit kannst Du den Veganismus ausweiten. Beispielsweise verzichtest Du nach der Ernährung auf tierische Kleidung, danach auf tierische Kosmetika und anschließend auf alle tierischen   Produkte. Du solltest Dir vor diesem Schritt aber bewusst sein, dass ein zu 100 Prozent veganes Leben nicht möglich ist. Durch die gegenwärtige gesellschaftlich-produktionsbezogene Konstellation ist es unmöglich, dass Du alle Arten von tierischen Produkten aus dem Weg gehen kannst. Auf der Straße, in Verkehrsmitteln oder auch Innenräumen stößt Du ständig auf Stoffe mit tierischem Ursprung. Daher bedeutet veganes Leben, dass Du Dich bestmöglich und soweit wie möglich dem vollständigen veganen Leben annäherst. Für viele Menschen bedeutet die Annährung nicht nur der Verzicht auf tierische Produkte, sondern auch die unmittelbare Kommunikation und das gesellschaftliche Engagement, um dazu beizutragen, dass die gegenwärtige Produktions- und Konsumbasis von tierischen Produkten abgebaut wird. Insofern gehört für viele die Information, Aufklärung und Überzeugung zum Veganismus dazu. Wie weit Du dem veganen Weg folgen möchtest, bleibt ganz Dir überlassen. Die vegane Ernährung ist ein guter Schritt in die richtige Richtung. Ist eine vegane Ernährung gesund? Im Internet, Zeitschriften und vielen anderen Medien kursieren zahlreiche Gerüchte und Vorurteile, dass Veganismus dem Körper schaden und daher ungesund ist. Jedoch ist das nicht der Fall, wenn Du Dich an einige Grundregeln hältst. Wie bei allen Arten der Ernährung ist es wichtig, dass Du Dich ausgewogen und umfangreich ernährst. Speist Du jeden Tag dasselbe, wirst Du mit der Zeit eine Mangelernährung feststellen. Bei einem Menschen, der jeden Tag Pizza ist, wäre das nicht anders. Deshalb ist es essenziell, dass Du Dich ausgewogen und abwechslungsreich ernährst. Dadurch wird Dein Körper mit allen nötigen Vitaminen und Mineralstoffen versorgt, die er für das tägliche Leben benötigt.

Hältst Du Dich an diesen Vorsatz, gehört die vegane Ernährung mit zu den gesündesten Ernährungsweisen, die es momentan auf dem Markt gibt. Überraschend ist es deshalb nicht, dass rund 1,3 Millionen Menschen momentan vegan in Deutschland leben, und die Zahl steigt immer weiter an. Einer der Hauptgründe für den hohen gesundheitlichen Wert ist, dass Du Dich vollständig von pflanzlichen Produkten ernährst. Wie Du schon in der Schule gelernt hast, enthalten Pflanzen zahlreiche Vitamine, Mineralstoffe, Spurenelemente und andere Nährstoffe, die Dein Körper dringend für die täglichen gesundheitlichen Abläufe benötigt. Vor allem Herzinfarkte und Herzerkrankungen kannst Du durch eine vegane Ernährung verhindern oder die Symptome verringern. Das hat bereits eine Studie des Jahres 2008 aus dem Current Atherosclerosis Reports bewiesen. Es kam heraus, dass je konsequenter und strikter eine pflanzenbasierte Ernährung umgesetzt wird, desto geringer ist die Wahrscheinlichkeit, an einem herzbedingten Tod zu versterben. Aber auch eine Studie aus dem Jahr 2014 beweist die gesundheitlichen Vorteile des Veganismus. Rund 200 Patienten mit Herz-Kreislauf-Erkrankungen stiegen auf eine vegane Ernährung um. Bereits kurze Zeit nach dem Umstieg wurde eine Verbesserung der Gesundheit festgestellt. Ebenso waren diese besser gegen Herzinfarkte geschützt. Im März 2017 erschien im Magazin „Nutrition & Diabetes" ein Ergebnis einer randomisierten kontrollierten Studie von Teilnehmern zwischen 35 und 70 Jahren. Jenen wurde daraufhin eine pflanzenbasierte Vollwerternährung gegen Diabetes, Übergewicht sowie Bluthochdruck, hohe Cholesterinwerte und koronare Herzkrankheiten empfohlen.

ROTE BEETE HUMMUS

Portionen: 6 VORBEREITUNG: **30 MINUTEN** – ZUBEREITUNG: **60 MINUTEN** Fingerfood

Aquafaba oder auch Kicherschnee ist der perfekte vegane Ersatz für Eischnee. Es ist die Flüssigkeit die übrig bleibt, wenn man Kichererbsen kocht.

200°C Backen

• 3 Tassen gekochte Kichererbsen (ca. 1½ Tassen, abgetropft), geschält

• 250 g Rote Beete

• 1-2 Knoblauchzehen

• 90 ml Tahini

• 1¼ Teelöffel Salz, mehr nach Belieben

• 1 Teelöffel Kreuzkümmel (optional)

• Ca. 180 ml / ¾ Tasse kaltes Aquafaba (Eisschnee)*

• 4-5 Esslöffel Zitronensaft

• Frische Petersilie, zum Garnieren (optional)

• Schwarze und weiße Sesamsamen, zum Garnieren (optional)

• Natives Olivenöl extra, zum Garnieren (optional)

17)   18)

1)   Ofen auf 200°C erhitzen.

2)   Rote Beete abspülen und in eine Küchenfolie legen. Folie an den Rändern festhalten und etwas Wasser reinträufeln.

3)   Für 60 Minuten backen. Dann abkühlen lassen.

4)   Rote Beete schälen und grob hacken.

5)   Das Aquafaba und Zitronensaft in einem Mixer oder Küchenmaschine geben. Tahini, Rote Beete und Kichererbsen hinzufügen.

6)   Gründlich mixen.

7)   Zum Schluss die Mischung mit Salz, Kreuzkümmel, Knoblauch und Zitronensaft würzen.

19)

Pro 100g Kalorien: **170;** Fett: **10g;** Kohlenhydrate: **11g;** Ballaststoffe: **2g;** Protein: **5g**

PRAKTISCHER, VEGANER SCHÜTTELSALAT

Nährwerte: Kalorien: 168,7 kcal, Eiweiß: 3,2 Gramm, Fett: 10,1 Gramm, Kohlenhydrate: 15 Gramm

Für eine Portion benötigst du:
1 EL Olivenöl
1 EL Apfelessig
Salz
1 Prise Zucker
1 Messerspitze Ingwer, gerieben
1 EL Minze, gehackt
1 EL Mais
2 Kirschtomaten, halbiert
30 Gramm Mango, gewürfelt
1/4 Paprika rot und grün, gewürfelt
10 Gramm Rucola-Salat
1 TL Leinsamen

So bereitest du dieses Gericht zu:
Alle Zutaten in eine verschließbare Schüssel geben, gut durchschütteln und genießen. Der Salat eignet sich hervorragend zum Mitnehmen.

SOMMER-RÖLLCHEN

Nährwerte:

- Kalorien: 139,3 kcal
- Eiweiß: 2,6 Gramm
- Fett: 5,3 Gramm
- Kohlenhydrate: 19,3 Gramm

Für eine Portion benötigst du:

- 2 Reisblätter
- 1/4 Salatgurke
- 1/4 Möhre
- 2 Blatt Eisbergsalat
- 1 EL Rotkohl geraspelt
- 1 EL Koriander grob gehackt
- Saft einer Limette
- 1 EL Sojasauce
- 1 EL Sesam geröstet

So bereitest du dieses Gericht zu:
Die Reisblätter befeuchten, damit sie biegsam werden. Die Möhre grob raspeln und den Eisbergsalat grob schneiden. Zusammen mit dem Rotkohl und dem Koriander vermengen und die Reisblätter damit belegen. Diese einrollen und von außen ein weiteres

Mal mit nassen Händen glatt streichen. Aus Limettensaft, Sojasauce und Sesam einen Dip rühren und zu den Röllchen servieren.

VEGANES SUSHI

Für: 6 Personen
Schwierigkeitsgrad: normal
Dauer: 20 Minuten Gesamtzeit

Zutaten

750ml Wasser
380g Sushireis
1Stk Gurke
1Stk Avocado
1Stk Karotte
40ml Reisweinessig
1EL Zucker
6Bl Noriblätter

Zubereitung

Den Reis in einem Topf voller Wasser nach Packungsanweisung kochen. Danach den Reisweinessig zusammen mit Zucker zugeben und weitere 10 Minuten kochen lassen.
Währenddessen die Gurken, Karotten und Avocado schälen und in feine Scheiben schneiden.
Noriblätter unter lauwarmes Wasser halten und anschließend auf die Sushimatte legen. Etwas Reis auf die untere Hälfte des Noriblattes geben.
Dann den Reis und einen Streifen Gurke, Karotte und Avocado in das Noriblatt geben und einrollen.
Am Ende ist die Rolle fertig und man kann mit einem scharfen Messer die Sushis in 6 Stücke teilen.

HAFERFLOCKEN-MANDEL-BROT

Für ca. 6 Portionen
Zubereitungszeit: ca. 1 Stunde
Schwierigkeitsgrad: leicht

Zutaten:
2 Tassen Haferflocken
100 Gramm gemahlene Mandeln
½ Tasse Leinsamen
½ Tasse Haferkleie
½ Tasse Wasser

Zubereitung:
1. Leinsamen in heißem Wasser einweichen und ca. 10 Minuten quellen lassen. Die übrigen Zutaten mit dem Leinsamen verkneten.
2. Teig in eine mit Backpapier ausgelegte Form geben. Brot bei 180 Grad Umluft ca. 50 Minuten backen.
Für eine schöne Kruste solltest du eine mit Wasser gefüllte Schüssel in den Backofen stellen.

AVOCADOCREME

Ergibt 4 Portionen

Fertig in: 10min	Schwierigkeit: leicht

2 Avocado

2 Knoblauchzehen

2EL Zitronensaft

1EL Olivenöl

1 Chilischote

Salz und Pfeffer

LOS GEHT´S

1. Avocado halbieren, entkernen, Fruchtfleisch mit einem Löffel heraustrennen und mit einer Gabel zerkleinern.
2. Knoblauchzehen schälen und pressen.
3. Alle Zutaten mischen und mit Salz und Pfeffer abschmecken.
4. Servieren und genießen.

MANDELCREME (LOW CARB)

Für diejenigen, die Mandeln gerne mögen, für die ist dieser vegane Mandelaufstrich sicherlich das Richtige – und dabei auch noch kohlenhydratarm und zubereitet aus lediglich 3 Zutaten. Der perfekte Start in den Morgen!

Schwierigkeitsgrad: leicht
Portionen: 2
Zubereitungsdauer: 4   Minuten
Ruhezeit: 48 Stunden

ZUTATEN

- ☐   200 g Mandeln
- ☐   120 ml Kokosöl
- ☐   280 ml Wasser
- ☐   Wasser zum Einweichen

ZUBEREITUNG

Zunächst die Mandeln schälen und in eine Schüssel mit Wasser geben. Dort für die nächsten 8 Stunden einweichen lassen.

Im Anschluss das Wasser aus der Schüssel abgießen und die Mandeln unter fließendem lauwarmen Wasser noch einmal gründlich abspülen.

Die Mandeln dann in einen Mixer geben oder mithilfe eines Pürierstabs zusammen mit dem Kokosöl und dem Wasser zu einer cremigen Konsistenz verarbeiten. Dabei sollten am Ende keine Mandelstücke mehr

sichtbar   sein.
Die Mandelcreme in ein Schraubglas umfüllen und für
etwa 1 bis 2 Tage im Kühlschrank durchziehen lassen.
Die Creme hält sich im Kühlschrank rund 8 bis 10 Tage.

HERZHAFTES OMELETT OHNE EI

Viele lieben ein herzhaftes Frühstück und können sich ein solches im Rahmen der veganen Ernährung ohne Brot gar nicht richtig vorstellen. Eine leckere Option ist dieses Omelett auf der Basis von Seidentofu.

Zutaten für ein großes Omelett:

- ☐ 400 Gramm Seidentofu
- ☐ 80 Gramm Kichererbsenmehl
- ☐ Etwas Kurkuma, Salz und Senf
- ☐ 15 Gramm Hefeflocken
- ☐ Gemüse aus dem Vorrat wie Möhren, Zwiebeln und Champignons

Zubereitung:

1. Alle Zutaten bis auf das Gemüse im Mixer zu einer Masse verarbeiten. Zu lange sollte nicht gemixt werden.

2. Zu dieser Masse können zum Beispiel geraspelte Möhren oder Zwiebelstücke hinzugefügt werden.

3. Nun wird die Masse in einer Pfanne in Öl gegart. Es kann einige Minuten dauern, bis das Omelett stockt. Die Champignons können in Scheiben auf das Omelett gelegt werden.

4. Nach dem Garen von beiden Seiten wird das vegane Omelett serviert.

EINFACHES MÜSLI

Zubereitungszeit: 15 Minuten
2 Portionen

Zutaten:
80 g Haferflocken
25 g gehackte Mandeln
25 g gehackte Haselnüsse
120 ml Reismilch
120 ml Wasser
1 unreife Banane
1 TL Kürbiskerne
1 TL Sonnenblumenkerne
2 TL Ahornsirup
½ TL Zimt
Salz

Zubereitung:

Reismilch und Wasser in eine Schüssel geben und die Haferflocken mit einer Prise Salz darin für 5-10 Minuten einweichen.
Banane schälen und in dünne Scheiben schneiden. Danach gemeinsam mit den Mandeln, den Haselnüssen, den Kürbis- und Sonnenblumenkernen zu den Haferflocken geben und alles gut durchrühren.
Müsli in zwei Schälchen oder auf zwei Tellern anrichten, mit Ahornsirup beträufeln und Zimt bestreuen und servieren.

KOKOSBREI MIT ANANAS UND BANANE

Kalorien: 393,5 kcal | Eiweiß: 1,9 g | Fett: 32 g | Kohlenhydrate: 21,5 g

Zubereitungszeit: 15 Minuten

Zutaten für eine Portion:

100 ml Kokosmilch | 3 EL Kokosraspeln | 1 TL Limettensaft | eine Messerspitze Nelkenpulver | eine Prise Steinsalz | 50 Gramm Ananas | 1/2 Banane

Zubereitung:

Die Kokosmilch mit den Kokosraspeln, dem Limettensaft, dem Nelkenpulver und dem Salz in einen kleinen Topf geben. Aufkochen und bei geringer Hitze für 5 Minuten köcheln lassen. Die Ananas und die Banane klein schneiden. Mit in den Topf geben und ohne Hitze für 5 Minuten ziehen lassen.

MÖHREN-SALAT MIT ÄPFELN

Die Vitamine in Möhren sind fettlöslich. Aus diesem Grund sollte man immer einen kleinen Löffel Öl hinzugeben, damit der Körper die Nährstoffe aufnehmen kann.

2 Portionen
4 Möhren
1 Apfel
2 cm frischer Ingwer
1 EL Rapsöl

Möhren und Äpfel waschen und klein raspeln. Ingwer schälen und fein reiben. Alle Zutaten vermischen und das Rapsöl hinzugeben.
Wem Ingwer zu scharf ist, der kann ihn auch weglassen.

FRÜHSTÜCKS PUDDING MIT LEINSAMEN

Zubereitungszeit: 5 Minuten + 1 Nacht Ziehzeit

Portionen: **2**

Zutaten:
- 1 Apfel
- 1 reife Banane
- 120 g Leinsamenschrot
- Etwas Zimt
- 400 ml Hafermilch

Zubereitung:
1. Leinsamen und Milch in einer Schüssel verrühren und zugedeckt über die Nacht im Kühlschrank stehen lassen.
2. Am Morgen darauf die Banane schälen und klein schneiden. Apfel waschen, vierteln, Kerne entfernen und in dünne Scheiebn schneiden.
3. Den Pudding umrühren und auf 2 Schalen verteilen. Mit dem Obst und etwas Zimt garnieren.

WÜRZIGER COUSCOUS MIT ORANGENSAFT

Portionen: **4** - VORBEREITUNG: **10 MINUTEN** –
ZUBEREITUNG: **10 MINUTEN**   Würzig

Dieser Variante mit Orangensaft gekocht und mit Nüssen kombiniert, ergibt ein äußerst leckeren süßen Geschmack.

Kochen

- 3 Tassen Orangensaft

- 1 ½ Tassen Couscous

- 1 TL Zimt, gemahlen

- ¼ TL gemahlene Gewürznelken

- ½ Tasse Trockenfrüchte wie Aprikosen oder Rosinen

- ½ Tasse gehackte Mandeln oder andere Nüsse oder Samen

26)   27)

1)   In einem kleinen Topf den Orangensaft zum Kochen bringen. Couscous, Zimt und Nelken dazu geben.

2)   Vom Herd nehmen und 5 Minuten ruhen lassen.

3)   Nüsse und Trockenfrüchte unterrühren.

4)   Sofort servieren

28)

Kalorien: **343;** Fett: **10g;** Kohlenhydrate: **50g;** Ballaststoffe: **4g;** Protein: **10g**

TABOULE

Nährwerte: Kalorien: 252,1 kcal, Eiweiß: 6,4 Gramm, Fett: 5,8 Gramm, Kohlenhydrate: 41,8 Gramm

Für eine Portion benötigst du:
40 Gramm Bulgur
40 ml heiße Gemüsebrühe
je 1/4 Paprika, gelb und rot
3 cm Lauch, in Ringe geschnitten
1 Chili, gehackt
1 Knoblauch, gehackt
1 Prise Ingwerpulver
1 TL Ahornsirup
1 EL Zitronensaft
1 EL Kerbel, gehackt
1/2 Romana-Salat, in Streifen geschnitten
Salz und Pfeffer
1 EL Sesamöl

So bereitest du dieses Gericht zu:
Den Bulgur mit der heißen Brühe übergießen und für 5 Minuten quellen lassen. Paprika würfeln und gemeinsam mit Lauchringen, Chili, Knoblauch und Ingwer vermengen. Mit Ahornsirup, Zitronensaft, Kerbel, Salz und Pfeffer abschmecken.
Vorsichtig die Salatstreifen unterheben und alles mit Sesamöl beträufeln.

PIKANTE INDISCHE SUPPE MIT ANANAS

Nährwerte:

- Kalorien: 212 kcal
- Eiweiß: 9,2 Gramm
- Fett: 7,5 Gramm
- Kohlenhydrate: 25,5 Gramm

Für eine Portion benötigst du:

- 1/2 rote Zwiebel
- 1 TL Sesam Öl
- 1/2 TL Kurkuma gemahlen
- Saft einer halben Zitrone
- 30 Gramm rote Linsen kochfertig
- 1/4 Zucchini
- 60 Gramm Ananas
- 150 ml Gemüsebrühe
- 50 ml Soja Joghurt
- 1 Prise Zimt
- 1 Prise Nelkenpulver
- 1 Prise Kümmel gemahlen
- Salz und Pfeffer

So bereitest du dieses Gericht zu:

Die Zwiebel klein hacken und im Öl anbraten. Kurkuma kurz mitrösten und mit dem Zitronensaft ablöschen. Linsen und gewürfelte Zucchini, sowie klein geschnittene Ananas dazu geben und alles mit der Brühe aufgießen. Für 6 Minuten kochen lassen und mit Zimt, Nelkenpulver, Kümmel, Salz und Pfeffer abschmecken. Vor dem Servieren das Soja Joghurt einrühren.

GEMÜSECURRY

Für: 4 Personen
Schwierigkeitsgrad: einfach
Dauer: 35 Minuten Gesamtdauer

Zutaten

750 g Gemüse der Saison
2 Zwiebeln
2 Knoblauchzehen
2 Chilischoten
250 g Basmati-Reis
50 g Cashewnüsse
8 EL Rapsöl z. B. Teutoburger Raps-Kernöl
2 TL Curry
0,5 TL Zimt
2 EL Sojasauce
200 ml Kokosnussmilch
2 TL Gemüsebrühe
Pfeffer nach Belieben
Salz nach Belieben
1 TL Zucker
Koriander nach Belieben

Zubereitung

Gemüse putzen und in Würfel schneiden. Zwiebel und Knoblauch schälen und grob hacken. Chilischoten entkernen und fein schneiden.

Reis laut Packungsanleitung kochen.

Cashewnüsse in einer Pfanne anrösten und abkühlen lassen.

In einem Wok 6 EL Rapsöl erhitzen, Zwiebeln, Knoblauch und Chilis darin andünsten, bis sich die Zwiebeln leicht bräunen. Curry, Zimt und das Gemüse zugeben und bei starker Hitze kurz andünsten.

Herd auf niedrigere Temperatur schalten und dei Sojascuae und die Kokosmilch angießen. Dann mit der Brühe als auch Pfeffer, Salz, Zucker und Koriander würzen. Alles jetzt für 15 Minuten köcheln lassen. Wenn nötig Wasser nachgießen.

Gemüsecurry mit dem Reis anrichten und mit gerösteten Cashewnüssen bestreuen.

SPARGEL MIT RÄUCHERTOFU

Für 2 Portionen
Zubereitungszeit: 60 Minuten
Schwierigkeitsgrad: mittel

Zutaten:
700 Gramm Kartoffeln
1 Kilogramm Spargel
200 Gramm Räuchertofu
2 Esslöffel Sonnenblumenöl
½ Zitrone
1 Esslöffel vegane Margarine
1 Esslöffel Mandelmus
4 Esslöffel Hefeflocken
1 Teelöffel Guarkernmehl
1 Teelöffel Agavendicksaft
½ Teelöffel Kala Namak

Zubereitung:
1. Kartoffeln gründlich waschen, Spargel schälen. Kartoffeln und Spargel garen. Räuchertofu in Scheiben schneiden.
2. Öl erhitzen und Tofuscheiben knusprig braten.
3. Zitronenhälfte auspressen und den Saft mit der Margarine, dem Mandelmus, dem Guarkernmehl, den Hefeflocken, dem Agavendicksaft, dem Kala Namak und 300 Milliliter heißem Wasser im Mixer pürieren.
Das Gericht mit der Sauce anrichten.

MANGOSUPPE

Ergibt 4 Portionen

Fertig in: 20min   **Schwierigkeit: leicht**

---

1 Mango	500ml Wasser
500g Mini Möhren	2EL Balsamico
1EL Kokosöl	Kräutersalz und Pfeffer
2 Zwiebel	

LOS GEHT´S

1. Mango schälen und in kleine Stücke schneiden. Möhren waschen und in kleine Stückchen schneiden. Zwiebeln schälen und kleinhacken.
2. Öl in einer Pfanne erhitzen und Zwiebeln 2 Minuten anbraten. Dann Wasser, Möhren und Mangostücke hinzugeben und 2 Minuten köcheln lassen.
3. Dann die restlichen Zutaten hinzugeben, würzen und 10 Minuten köcheln lassen.
4. **Die fertige Suppe servieren und genießen.**

SÜß-SAUER-SAUCE

In der thailändischen Küche ist sie ein Muss – die fruchtige Süß-Sauer-Sauce, die sich besonders gut mit Frühlings- oder Sommerrollen kombinieren lässt.

Schwierigkeitsgrad: leicht
Portionen: 2
Zubereitungsdauer: 5 Minuten

ZUTATEN

☐   3 Teelöffel Palmzucker (alternativ brauner Zucker)
☐   1 ½ Esslöffel Sojasauce
☐   1 Chilischote, long Thai red Chili
☐   1 Knoblauchzehe
☐   1 Limette
☐   2 Chilischoten, grüne Vogelaugenchilis

ZUBEREITUNG

Damit beginnen die Chilischoten zu entkernen und im Anschluss in dünne Ringe kleinzuschneiden.

Danach die Chiliringe zusammen mit den restlichen Zutaten gut vermengen bis der Zucker sich aufgelöst hat.

I. Vor dem Servieren noch einmal abschmecken und gegebenenfalls nachwürzen, sodass ein süß-saurer Geschmack mit einer gewisse Schärfe entsteht.

KÜRBIS AUS DEM OFEN

Einfach und immer lecker ist der Kürbis aus dem Ofen. Ich gebe gerne noch Cocktailtomaten, Zucchini und Zwiebeln mit in den Ofen dazu - das Ergebnis ist sättigend, warm und leicht zu variieren.

Zutaten:

- ☐ 1 kleiner bis mittelgroßer Hokkaido-Kürbis
- ☐ 2 EL Pflanzenöl
- ☐ Salz, Pfeffer, Thymian
- ☐ Eventuell 1 Zwiebel, Cocktailtomaten, Zucchini in Scheiben je nach Geschmack

Zubereitung:

1. Wasche den Kürbis, trenne die Kerne heraus und schneide ihn in mundgerechte Stücke.

2. Verteile nun die Gewürze und das Öl über die Kürbisstücke. Das restliche Gemüse kommt ebenfalls mit dazu und erhält Gewürze und Öl.

3. Backe den Kürbis oder das Ofengemüse bei etwa 35 bis 40 Minuten bei 180 Grad im Backofen.

SPAGHETTI MIT TOMATEN-KAPERN-SOßE UND AVOCADOWÜRFELN

Zubereitungszeit: 30 Minuten
2 Portionen

Zutaten:
125 g Dinkelspaghetti
300 g passierte Tomaten
1 TL Kapern
50 g frischer Babyspinat
½ Avocado
2 Frühlingszwiebeln (grüner Anteil)
1 EL Olivenöl
1 EL Zitronensaft
Salz und Pfeffer

Zubereitung:

Spinat waschen und welke Blätter entfernen. Olivenöl in einer Pfanne erhitzen und den Spinat darin für 2-3 Minuten bei mittlerer Hitze anbraten, bis dieser eingefallen ist und eine dunkelgrüne Farbe angenommen hat. Mit Salz und Pfeffer würzen. Frühlingszwiebeln waschen, in dünne Ringe schneiden und hinzufügen. Für weitere 1-2 Minuten anbraten.

Mit den passierten Tomaten ablöschen, kurz aufkochen lassen und abgedeckt für 8-10 Minuten köcheln lassen.

In der Zwischenzeit Salzwasser in einem Topf zum Kochen bringen und die Nudeln darin nach Packungsanweisung garen. Wer Dinkel nicht verträgt, greift auf eine glutenfreie Nudelvariante zurück.

Avocado der Länge nach halbieren, Stein entfernen und das Fruchtfleisch mit einem Löffel auskratzen. Danach in kleine Würfel schneiden und in ein Schälchen füllen. Mit Zitronensaft beträufeln und ein wenig Salz und Pfeffer würzen.

Pfanne mit der Tomatensoße vom Herd nehmen und die Kapern einrühren. Erneut mit Salz und Pfeffer abschmecken.

Nudeln abgießen und auf zwei Tellern oder in zwei Schälchen anrichten und mit der Soße übergießen.

Avocadowürfel über der Soße verteilen und servieren.

PORRIDGE BOWL

Kalorien: 497,9 kcal | Eiweiß: 12,5 g | Fett: 20,7 g | Kohlenhydrate: 62 g

Zubereitungszeit: 15 Minuten

Zutaten für eine Portion:

30 Gramm Haferflocken | 30 Gramm Dinkelflocken | 100 ml Reisdrink | 50 ml Kokosmilch | eine Prise Salz | eine Prise Muskatnuss | 1 EL Walnüsse | 1 EL Gojibeeren | 1 Kiwi | 4 Brombeeren

Zubereitung:

Die Haferflocken mit den Dinkelflocken, dem Reisdrink und der Kokosmilch in einen Topf geben und unter ständigem Rühren aufkochen lassen. Für 3 Minuten kochen, den Herd abdrehen und für 5 Minuten ziehen lassen. Mit Salz und Muskat dezent würzen und in die Bowl geben. Mit Walnüssen, Gojibeeren, Kiwi und Brombeeren schön garnieren.

KICHERERBSEN SALAT MIT MINZE

8 Portionen
300 gr grüne Bohnen
240 gr Kichererbsen
150 gr Tomaten
1 rote Zwiebeln
5 EL Olivenöl
1 Knoblauchzehe
3 EL Zitronensaft
2 EL Sesamsaat
1 Bund Minze
1 Prise Salz
1 Prise Pfeffer

Waschen Sie zuerst die Bohnen, halbieren Sie sie und kochen Sie sie dann in Salzwasser für etwa 8 Minuten. Danach schrecken Sie die Bohnen ab und lassen sie gut abtropfen.
Schälen Sie den Ingwer und schneiden Sie ihn zuerst in sehr dünne Scheiben und dann in ganz feine Streifen.
Auch den Knoblauch schneiden Sie fein würfelig. Dünsten Sie ihn in einer Pfanne mit etwas Olivenöl an und lassen Sie ihn abkühlen. Danach vermengen Sie den Knoblauch mit dem Zitronensaft und dem restlichen Öl. Geben Sie den Ingwer hinzu und würzen Sie alles mit Salz und Pfeffer.
Spülen Sie die Kichererbsen in einem Sieb unter fließendem kaltem Wasser ab und lassen Sie sie

abtropfen. Vermengen Sie die gewaschenen Kichererbsen mit der zuvor vorbereiteten Marinade und lassen Sie sie ziehen für etwa 1 bis 2 Stunden.

Währenddessen können Sie die Zwiebel halbieren und in feine Streifen schneiden. Die Tomaten vierteln Sie, entkernen Sie und schneiden Sie fein würfelig.

Zupfen Sie die Minzblätter ab und hacken Sie sie anschließend grob.

Geben Sie nun die Zwiebeln, die Bohnen, die Tomaten und die Minze zu den Kichererbsen und vermengen Sie alles gut miteinander, am besten behutsam unterheben. Vor dem Servieren können Sie den Salat dann noch mit Sesam bestreuen und etwas Brot dazu reichen.

VEGANES OMELETTE

Zubereitungszeit: **30 Minuten**

Portionen: **4**

Zutaten:
- 250 g Sojajoghurt
- 300 g Kichererbsenmehl
- 1 TL Salz
- 1 TL Kala Namak
- 3 EL Tapiokastäerke
- ½ TL Kurkumapulver
- 1 TL Backpulver
- 2 EL Olivenöl
- 500 ml Wasser
- 1 Bund Bärlauch

Zubereitung:

Stärke, Kichererbsenmehl, Kurkuma, Kala Namak und Backpulver in einer Schüssel vermischen.
Dann Wasser und Joghurt unterrühren und zu einem Teig verarbeiten.
Pro Omelette ½ TL Olivenöl in die Pfanne geben und ¼ der Mischung hineingeben. Einen Deckel drüberlegen und für 5 Minuten braten lassen.

Bärlauch waschen, hacken und eine Hälfte damit bestreuen. Die Hälfte umklappen und servieren.

ERDNUSS MÜSLIKEKSE

Portionen: **2** - VORBEREITUNG: **10 MINUTEN** — ZUBEREITUNG: **20 MINUTEN** Reichhaltig

Wenn die Masse zu flüssig ist, etwas mehr Haferflocken hinzugeben oder falls zu trocken mehr Erdnussmuss

180°C Backen

- 80g vegane Schokolade
- ½ Tasse getrocknete Cranberrys
- 1 Banane
- 2 TL Erdnussmus
- 1 Handvoll Kürbiskerne
- 1 Tasse Haferflocken

42)   1)   Ofen auf 180°C vorheizen

2)   In einer Schüssel Banane mit einer Gabel zerquetschen und Erdnussmus einrühren.

3)   Schokolade, Kürbiskerne, Cranberrys hinzufügen und gut verrühren.

4)   Masse zu kleinen Keksen formen und auf einem Backblech auslegen.

5)   15-25 Minuten backen

43)

Kalorien: **534;**   Fett: **31g;**   Kohlenhydrate: **39g;** Ballaststoffe: **7g;** Protein: **17g**

GRÜNES THAI CURRY

Nährwerte: Kalorien: 221,8 kcal, Eiweiß: 3,5 Gramm, Fett: 1,5 Gramm, Kohlenhydrate: 47,1 Gramm

Für eine Portion benötigst du:
1/2 Zwiebel
1 TL Currypaste, grün
200 ml Kokosmilch
1/2 Zucchini
3 Thai-Auberginen
50 Gramm Blumenkohl
2 Scheiben Ingwer
4 Blatt Basilikum
Sojasauce
Limettensaft

So bereitest du dieses Gericht zu:
Die Zwiebel hacken und zusammen mit der Currypaste anrösten. Mit Kokosmilch aufgießen und die Paste gut auflösen. Zucchini, Blumenkohl und Auberginen klein schneiden und hinzugeben. Mit Ingwer und Basilikum aromatisieren und mit Sojasauce und Limettensaft abschmecken. Für 7 Minuten köcheln lassen und anrichten.

SAUERAMPFERSUPPE

Nährwerte:

- Kalorien: 82,9 kcal
- Eiweiß: 1,8 Gramm
- Fett: 5,3 Gramm
- Kohlenhydrate: 6,5 Gramm

Für eine Portion benötigst du:

- 1 Zwiebel
- 1 Knoblauchzehe
- 1 TL Distelöl
- 1 EL Apfelessig
- 200 ml Gemüsebrühe
- 20 Gramm Sauerampfer
- 1 Prise Zucker
- 1 EL Kartoffel mehlig fein gerieben
- Salz und Pfeffer
- 1 Prise Muskat gemahlen

So bereitest du dieses Gericht zu:

Zwiebel und Knoblauch hacken und im Distelöl anrösten. Mit dem Apfelessig ablöschen und mit der Brühe aufgießen. Sauerampfer, Zucker und die geriebenen Kartoffeln hinzugeben und alles für 8

Minuten köcheln lassen. Mit dem Zauberstab pürieren und mit Salz, Pfeffer und Muskat abschmecken.

SPINAT-KITCHARI

Für: 2 Personen
Schwierigkeitsgrad: normal
Dauer: 60 Minuten Gesamtzeit

Zutaten

2 große Karotten
1 EL Kokosnussöl
½ TL Koriander
eine Prise Chili
½ EL Kurkumapulver
½ EL Ingwerpulver
100 g gelbe Linsen
100 g Basmati-Reis
1 EL Gemüsesuppenpulver (oder ½ Gemüsesuppenwürfel)
500 ml Wasser
100 ml Kokosnussmilch
zwei Handvoll Baby-Spinat
Salz und Pfeffer

Zubereitung

Karotten schälen, in grobe Würfel hacken und mit etwas Öl in einem großen Topf bei mittlerer Hitze kurz anbraten.

Koriander-, Chili, Kurkuma- und Ingwerpulver hinzugeben und für ca. 1 Minute mitrösten. Alles gut durchmischen, damit sich die Gewürze so richtig entfalten können. Linsen und Reis hinzugeben, nochmals gut mischen bis alles gut mit den Gewürzen bedeckt ist.

Mit der Gemüsebrühe aufgießen und bei niedriger Temperatur ca. 30 bis 45 Minuten köcheln lassen. Hin und wieder rühren, um sicher zu gehen, dass nichts anbrennt. Dann die Kokosnussmilch einrühren und eventuell noch etwas länger köcheln lassen um eine cremigere Konsistenz zu erreichen.

Temperatur weiter reduzieren, Baby-Spinat grob hacken, untermischen, mit Salz und Pfeffer würzen und noch kurz am Herd stehen lassen bis der Spinat zusammenfällt.

BUCHWEIZEN-RISOTTO

Für 4 Portionen
Zubereitungszeit: 60 Minuten
Schwierigkeitsgrad: leicht

Zutaten:
500 Gramm Pilze wie Champignons, Austernpilze oder Shiitake
200 Gramm Pastinaken
2 Zwiebeln
2 Knoblauchzehen
280 Gramm Buchweizen
3 Esslöffel vegane Margarine
30 Gramm getrocknete Cranberries
150 Milliliter Weißwein
3 Thymianzweige
900 Milliliter Gemüsebrühe
Salz, Pfeffer, etwas Petersilie

Zubereitung:
1. Pilze putzen und in Scheiben schneiden. Zwiebeln und Knoblauchzehen fein würfeln. Pastinaken schälen und würfeln.
2. Einen Teil der Margarine erhitzen und Zwiebeln, Knoblauch, Cranberries und Pastinaken darin anbraten. Buchweizen dazugeben und mitbraten. Weißwein angießen, Thymian dazugeben. Unter Rühren 20 Minuten garen. Gemüsebrühe langsam dazugeben.

3. Pilze in der restlichen Margarine anbraten und mit Salz und Pfeffer würzen. Pilze und Petersilie über das Risotto geben.

SÜßKARTOFFEL-KICHERERBSENSALAT

Ergibt 2 Portionen

Fertig in: 20min	**Schwierigkeit: leicht**

2 kleine Süßkartoffeln	Dressing:
1 Karotte	Saft von einer Zitrone
2 Tomaten	1EL Agavendicksaft
100g Kichererbsen	Salz und Pfeffer
½Bund Petersilie	

LOS GEHT´S

1. Süßkartoffeln und Karotten schälen und würfeln. Süßkartoffeln in einem Topf mit gesalzenem Wasser etwa10 Minuten kochen.
2. Karottenwürfel hinzugeben und weitere 5 Minuten kochen.
3. Abgießen und in eine Schüssel geben.
4. Tomaten waschen, vom Strunk entfernen, in kleine Stücke schneiden und mit in die Schüssel geben.
5. Kichererbsen abgießen, mit Wasser abspülen und zu den anderen Zutaten geben.
6. Zitrone halbieren und auspressen.
7. Petersilie waschen und klein hacken.
8. Für das Dressing Zitronensaft mit Petersilie, Agavendicksaft, Pfeffer und Salz gut vermischen.

9.	Servieren und genießen.

BEERIGER FRÜHSTÜCKSSHAKE

Manchmal ist die Zeit morgens knapp und das Frühstück müsste gezwungenermaßen ausfallen – damit dies nicht mehr der Fall ist, kommt hier ein schnell zubereiteter Frühstücks-Vitaminlieferant.

Schwierigkeitsgrad: leicht
Portionen: 2
Zubereitungsdauer: 5 Minuten

ZUTATEN

☐   100 g Blaubeeren
☐   200 g Brombeeren
☐   200 g Natur-Soja-Joghurt
☐   100 ml Ananassaft

ZUBEREITUNG

Zunächst die Blau- und Brombeeren unter fließendem, kaltem Wasser abspülen und zum Trocknen auf ein Küchenpapier   legen.

Den Joghurt zusammen mit dem Ananassaft und den Beeren – abgesehen von einer kleinen Menge, die zum Garnieren beiseite gestellt werden sollte – mit einem Pürierstab   zu   einem   Shake   verarbeiten.

I. Vor dem Servieren die beiseite gestellten Beeren auf dem Shake drapieren und möglichst gekühlt genießen.

SCHOKOMUFFINS

Mit glutenfreiem Mehl, Xucker und Apfelmus schmecken die Muffins herrlich schokoladig und sind trotzdem nicht ungesund. Ein wenig tricksen musste in diesem Fall schon sein, damit die veganen Muffins auch zur Low Carb Ernährung passen. Der Teig ist übrigens sehr variabel und schmeckt auch ohne Backkakao, mit veganer Schokolade oder mit Obststücken.

Zutaten:
- ☐ 300 Gramm Dinkelmehl (glutenfrei)
- ☐ 50 Gramm Backkackao ohne Zucker
- ☐ 250 - 300 Gramm Xucker abhängig vom Geschmack (mit 250 Gramm ist die süße dezent)
- ☐ 1 Packung Backpulver
- ☐ 3 EL Pflanzenöl
- ☐ 50 Gramm Apfelmus ohne Zucker
- ☐ 375 ml Wasser (Alternativ Pflanzenmilch)

Zubereitung:

2. Mische erst die trockenen Zutaten gut durch und rühre dann die flüssigen unter. Im letzten Schritt kommen Obststücke oder die Schokolade dazu.

3. Fülle den Teig in Muffinförmchen und lasse die Muffins bei Temperaturen von 170 Grad 25 bis 30 Minuten lang backen. Mit einem Stäbchen kannst du testen, ob sie schon gar sind. Die Muffins kommen auch bei Besuch oder auf Partys sehr gut an - ich werde immer wieder danach gefragt...

GEFÜLLTE ZUCCHINISCHIFFCHEN

Zubereitungszeit: 40 Minuten
2 Portionen

Zutaten:
2 mittelgroße Zucchini
200 g Tofu
100 g passierte Tomaten
100 g Reis
2 TL Olivenöl
Frischer Oregano
Frischer Schnittlauch
Frischer Basilikum
Salz und Pfeffer

Zubereitung:

Ofen auf 200 Grad Ober- und Unterhitze vorheizen.
Salzwasser in einem Topf aufkochen lassen und den Reis darin nach Packungsanweisung garen. Abgießen und zur Seite stellen.
Tofu in kleine Würfel schneiden und in eine Schüssel geben.
Zucchini waschen, der Länge nach halbieren und das Fruchtfleisch mit einem Löffel auskratzen. Etwa 0,5 cm sollten an den Zucchinihälften noch übrig bleiben. Fruchtfleisch danach gemeinsam mit den passierten

Tomaten und dem Reis, und 1 TL Olivenöl zu den Tofuwürfeln geben und gut miteinander vermengen.

Oregano, Schnittlauch und Basilikum waschen, trocken schütteln und fein hacken. Kräuter unter die Füllung heben. Mit Salz und Pfeffer abschmecken.

Füllung in den Zucchinihälften verteilen.

Eine kleine Auflaufform mit dem restlichen Olivenöl einfetten und die Zucchinihälften darin verteilen.

Auf mittlerer Schiene für 20-25 Minuten backen.

Aus dem Ofen holen, ein wenig abkühlen lassen und servieren.

KRÄUTERSUPPE

Kalorien: 105,6 kcal | Eiweiß: 4,4 g | Fett: 6,1 g | Kohlenhydrate: 7,4 g

Zubereitungszeit: 15 Minuten

Zutaten für eine Portion:

1 Schalotte | 1 TL Rapsöl | 1 EL Zitronensaft | 150 ml Gemüsebrühe | 20 Gramm Petersilie | 20 Gramm Kerbel | 20 Gramm Sauerampfer | 20 Gramm Gartenkresse | Salz | Pfeffer | eine Prise Kardamom | 50 ml Sojasahne | 1 EL Knäckebrot zerbröselt zum Garnieren

Zubereitung:

Die Schalotte im Rapsöl glasig anschwitzen und mit dem Zitronensaft ablöschen. Mit der Brühe aufgießen. Die Kräuter grob hacken und hinzugeben. Für 10 Minuten köcheln lassen, mit Salz, Pfeffer und Kardamom würzen und mit der Sojasahne verfeinern. Pürieren, anrichten und mit dem zerbröselten Knäckebrot bestreuen.

BROCCOLI-KARTOFFEL-CREMESUPPE

4 Portionen
400 gr Kartoffeln
1 Broccoli
100 ml pflanzliche Sahne oder Kokosmilch
1 l Gemüsebrühe
2-3 Zehen Knoblauch
2 EL Kokosöl
etwas Muskatnuß
etwas Salz
etwas Pfeffer
etwas Kürbiskernöl

Waschen Sie zuerst den Broccoli, teilen Sie ihn in Röschen und würfeln Sie die zarten Teile des Strunks. Danach schälen Sie die Kartoffeln und schneiden auch diese fein würfelig. Ziehen Sie den Knoblauch ab und schneiden Sie ihn in Scheiben.
Lassen Sie das Kokosöl in einen großen Topf heiß werden und braten Sie den Knoblauch kurz darin an. Löschen Sie ihn mit der Gemüsebrühe ab und geben Sie das Gemüse hinzu.
Lassen Sie das Gemüse nun so für etwa 10 Minuten köcheln, bis es weich ist. Geben Sie dann die Sahne hinzu und pürieren Sie alles mit dem Stabmixer bis eine fein cremige Konsistenz entsteht. Schmecken Sie die Suppe mit Salz, Pfeffer und Muskatnuß je nach

Geschmack ab. Vor dem Servieren können Sie die Suppe mit etwas Kürbiskernöl toppen.

SEIDENTOFU MIT EDAMAME

Zubereitungszeit: **15 Minuten**

Portionen: **2**

Zutaten:
- 1 Stück Ingwer
- 1 TL Sojasauce
- 2 TL süße Sojasauce
- ¼ TL Chiliflocken
- 2 Koriander Zweige
- 1 Frühlingszwiebel
- 1 TL Reisessig
- ¼ TL Sesamöl
- 100 g Edamame
- 300 g Seidentofu
- 2 Frühlingszwiebeln

Zubereitung:
Für das Dressing: Ingwer schälen und reiben. Koriander hacken. 1 Frühlingszwiebel waschen und hacken. Dann die Zutaten mit den anderen flüssigen Zutaten vermischen und mit Chiliflocken bestreuen.

Die restlichen Frühlingszwiebeln waschen und on Ringe schneiden. Edamame in Salzwasser blanchieren. Nach 2 Minuten in Eiswasser abschrecken.

Den Tofu in Scheiben schneiden und mit Edamame auf einem Teller anrichten. Das Dressing drübergießen und Früglingszwiebel drüberstreuen.

HAUSGEMACHTE COUTONS

Portionen: **4** - VORBEREITUNG: **5 MINUTEN** – ZUBEREITUNG: **5 MINUTEN**   Einfach

Zu den Croutons ist eine Suppe ideal.

- ½ Laib Brot

- 2-3 EL Olivenöl

- 1 Prise Meersalz

- Etwas Kräuter (optional) 1)   Öl in einer Pfanne bei mittlerer Hitze erhitzen. Brotwürfel hinzufügen und gelegentlich umrühren.

2)   Brot bis zum Bräunen braten und Meersalz hinzufügen.

Kalorien: **222;** Fett: **10g;** Kohlenhydrate: **23g;** Ballaststoffe: **5g;** Protein: **5g**

MUNG-BOHNEN IN KOKOSRAHM

Nährwerte: Kalorien: 326,7 kcal, Eiweiß: 5,2 Gramm, Fett: 28,2 Gramm, Kohlenhydrate: 10,6 Gramm

Für eine Portion benötigst du:
30 Gramm Mung-Bohnen, 1 Stunde eingeweicht
1 Zwiebel
1 Stange Staudensellerie
1 TL Öl
100 ml Kokosmilch
50 ml Gemüsebrühe
1/2 TL süßer Senf
1 Lorbeerblatt
1 Kardamom-Kapsel
Salz und Pfeffer
5 Gramm Sojasprossen

So bereitest du dieses Gericht zu:
Zwiebel und Staudensellerie klein schneiden und im Öl anrösten. Die Mung-Bohnen hinzugeben und mit Kokosmilch und Brühe aufgießen. Mit Senf, Kardamom und Lorbeerblatt verfeinern.
Für 30 Minuten bei kleiner Hitze köcheln, mit Salz und Pfeffer abschmecken, anrichten und mit den Sojasprossen garnieren.

STAUDENSELLERIE - SALAT

Nährwerte:

- Kalorien: 161,4 kcal
- Eiweiß: 5,3 Gramm
- Fett: 10,4 Gramm
- Kohlenhydrate: 10,5 Gramm

Für eine Portion benötigst du:

- 2 Stangen Staudensellerie
- 2 Radieschen
- 1/2 rote Paprika
- 2 Blatt Chicoree
- 20 Gramm Honigmelone
- 1 EL Apfelessig
- 1 EL Distelöl
- 1 Prise Zucker
- Salz und Pfeffer
- 1 EL gehackter Kerbel
- 1 EL Sonnenblumenkerne geröstet

So bereitest du dieses Gericht zu:

Das Gemüse und die Melone in gleichgroße Stücke schneiden und mit Apfelessig, Distelöl, Zucker, Salz und

Pfeffer marinieren. Anrichten und mit gehacktem Kerbel und Sonnenblumenkernen bestreuen.

VIETNAMESISCHE SOMMERROLLEN MIT MANGO UND ERDNUSSDIP

Für: 2 Personen
Schwierigkeitsgrad: einfach
Dauer: 25 Minuten Gesamtzeit

Zutaten

6 Reisblätter

1 Avocado

1 Gurke

3 kleine Möhren

1 Mango

1 kleiner Eisbergsalat

1/2 kleinen Rotkohl

2 Frühlingszwiebeln

1 Handvoll Minze

1 Esslöffel schwarze Sesamsamen

8 Teelöffel Erdnussbutter

3 Teelöffel Reisessig

4 Teelöffel Kokosmilch

4 Teelöffel Sojasauce

2 Teelöffel Ahornsirup

1 Stück Ingwer (2,5 cm)

1 Knoblauchzehe

Zubereitung

Für den Erdnussdip alle Zutaten in einem Mixer zusammen geben und cremig mixen.

Fruchtfleisch aus der Avocado herauslöffeln. Dann das Fleisch in dünne Spalten schneiden. Avocado schälen, entkernen und ebenfalls in dünne Streifen schneiden.

Karotten und Gürken schälen und mit dem Salat und Rotkohl in feine, dünne Streifen schneiden.

Frühlingszwiebeln in feine Ringe schneiden.

Jetzt je ein Reisblatt mit Wasser anfeuchten. Ein wenig Gemüse, Mango und Minze auf dem unteren Drittel des Reisblattes verteilen, dabei einen Rand von 2-3 cm lassen. Reisblatt mit Füllung bis zur Hälfte einrollen, Seiten einschlagen und vollständig aufrollen.

Sesamsamen über die Sommerrollen streuen und mit dem Erdnuss Dip anrichten.

KNOBLAUCH-CHAMPIGNON-PIZZA

Für 2 Portionen
Zubereitungszeit: 70 Minuten
Schwierigkeitsgrad: leicht

Zutaten:
Für den Teig:
300 Gramm Weizenmehl
170 Milliliter Wasser
1 Teelöffel Salz
1 Päckchen Trockenhefe

Für den Belag:
6 Esslöffel Knoblauchöl
2 Knoblauchzehen, gewürfelt
1 Esslöffel Tomatenmark
2 Spitzpaprika
250 Gramm Champignons
1 Zwiebel
Salz, Pfeffer
Italienische Kräuter
Harissa

Zubereitung:
1. Teig bereiten und 40 Minuten gehen lassen. Knoblauch fein würfeln, Zwiebel in Ringe schneiden, Paprika und Pilze schneiden. Tomatenmark mit Öl, Salz und Pfeffer mischen.

2. Teig auf einem mit Backpapier belegten Blech ausrollen, Tomatenmark darauf verteilen, Zwiebeln, Paprika, Pilze und Knoblauch auf den Teig legen. Salz, Harissa und Kräuter über die Pizza geben. Pizza bei 250 Grad ca. 15 Minuten backen.

OFENGEMÜSE

Ergibt 2 Portionen

Fertig in: 55min   Schwierigkeit: leicht

---

1 rote Paprika	2TL Thymian
1 Zucchini	2Stiele Basilikum
½ Aubergine	2EL Zitronensaft
100g Champignons	3EL Kokosöl
2 Tomaten	Salz und Pfeffer
1TL Rosmarin	

LOS GEHT´S

1. Backofen auf 200°C vorheizen.
2. Paprika halbieren, waschen, vom Strunk und den Kernen befreien und würfeln.
3. Zucchini und Aubergine waschen, vom Strunk entfernen und würfeln.
4. Champignons waschen, schälen und in Scheiben schneiden. Tomaten waschen und achteln.
5. Basilikum waschen, Blättchen abzupfen und klein hacken.
6. Rosmarin, Thymian, Basilikum, Zitronensaft, Kokosöl, Pfeffer und Salz in eine Schüssel geben und gut verrühren.

7. Gemüse hinzugeben, alles gut miteinander verrühren und 20min ziehen lassen.
8. Gemüse auf einem Backblech nebeneinander verteilen und bei Umluft auf mittlerer Schiene ca. 20 Minuten garen lassen.
9. Servieren und Genießen.

MILCHREIS MIT ORANGENSAUCE

Ein Frühstück, auf das man sich freuen darf – leckerer süßer Milchreis mit einer fruchtigen Orangensauce – perfekt an sommerlichen Morgen oder auch in der kälteren   Jahreszeit.

Schwierigkeitsgrad: leicht
Portionen: 2
Zubereitungsdauer: 30 Minuten

ZUTATEN

MILCHREIS:

- ☐   125 g Milchreis
- ☐   500 ml Mandelmilch
- ☐   1 Prise Salz
- ☐   ½ Vanilleschote

ORANGENSAUCE:

- ☐   ¼ Teelöffel Ingwerpulver
- ☐   ¼ Teelöffel Kardamom
- ☐   ½ Teelöffel Zimt
- ☐   ½ Esslöffel Speisestärke
- ☐   2 Orangen
- ☐   **Ahornsirup**

Außerdem:

☐   1 Teelöffel essbare Blüten, getrocknet

Zubereitung

Mit der Zubereitung des Milchreises beginnen. Dafür die Vanilleschote der Länge nach einschneiden und den Milchreis zusammen mit der Mandelmilch, der eingeschnittenen Vanilleschote sowie dem Salz auf mittlerer Hitze aufkochen.

Dann die Hitze auf niedrige Temperatur regulieren und den Milchreis mit geschlossenem Deckel für rund 25 Minuten unter gelegentlichem Umrühren vor sich hin köcheln lassen.

Derweil die Orangensauce zubereiten. Dafür eine der beiden Orangen mithilfe einer Zitronenpresse entsaften – bei der zweiten Orange die Schale mithilfe eines Messers rundherum in schmalen Streifen abschneiden bis das Weiße der Orange vollständig vom Fruchtfleisch entfernt ist. Das Fruchtfleisch mit einem Messer dann in die einzelnen Filets schneiden.

2 Esslöffel des Orangensaftes abnehmen und mit der Speisestärke verrühren, dann für Erste beiseite stellen.

Den Rest des Saftes dann in einen Topf geben und mit den Gewürzen aufkochen, dann erneut ein wenig Speisestärke untermischen und das Ganze unter permanentem Rühren kurz aufkochen. Dann die Orangenfilets mit in den Topf geben und den Topfinhalt für weitere 3 Minuten unter gelegentlichem Umrühren köcheln lassen.

Den Milchreis dann getoppt mit der Orangensauce und den Orangenfilets und garniert mit den essbaren Blüten servieren.

ROTE BEETE PESTO

Dieses Pesto schmeckt pur sehr lecker und macht satt. Alternativ kannst du aber auch eine Reiswaffel dazu essen, falls es sonst nicht reicht.

Zutaten:
- ☐ 1 Kugel Rote Beete, roh
- ☐ 60 Gramm ungesalzene Erdnüsse
- ☐ 2 EL frisch gepresster Zitronensaft
- ☐ 40 ml Sonnenblumenöl
- ☐ 1 EL Weißweinessig
- ☐ 1 tl Agavendicksaft
- ☐ 1 Zweig Rosmarin
- ☐ Etwas Salz und Pfeffer, nach Geschmack Knoblauch

Zubereitung:
1. Zuerst wird die rote Beete geschält, in Stücke geschnitten und in ein wenig Wasser für einige Minuten bissfest gekocht.

2. Röste gleichzeitig die Erdnüsse zusammen mit dem klein geschnittenen Rosmarin fettfrei in einer Pfanne an.

3. Gebe nun alle Zutaten in eine Schüssel oder einen Becher und püriere diese mit dem Pürierstab zu einer cremigen Masse. Das Pesto kannst du ganz nach deinem Geschmack abschmecken.

MANDELWAFFELN

Zubereitungszeit: 25 Minuten
2 Portionen

Zutaten:
60 g Haferflocken
100 ml Mandeldrink
2 mittelgroße Eier
1 EL geschrotete Leinsamen
2 EL Wasser
2 EL Mandelmus
1 TL Rapsöl
Salz

Zubereitung:

Leinsamen mit dem Wasser in ein Schälchen füllen und für mindestens 5 Minuten quellen lassen.
Haferflocken in einen Standmixer geben und zu einem feinen Mehl häckseln. Danach mit einer Prise Salz in eine große Schüssel füllen.
Eingeweichte Leinsamen, Mandeldrink, Eier und Mandelmus zu den zerhäckselten Haferflocken geben und zu einer homogenen Masse verrühren.
Ein Waffeleisen mit etwas Rapsöl einfetten und den Waffelteig portionsweise in das Gerät geben. Je nach Modell für 3-10 Minuten ausbacken.

Aus dem Waffeleisen holen, auf einem Küchenpapier abtropfen lassen und gemeinsam mit geeigneten Früchten, Zartbitterschokolade oder pur servieren.

BLINIS MIT MAIS

Kalorien: 671,6 kcal | Eiweiß: 14,6 g | Fett: 11,9 g | Kohlenhydrate: 122,1 g

Zubereitungszeit: 30 Minuten

Zutaten für zwei Portionen:

100 Gramm Buchweizenmehl | 50 Gramm Dinkelmehl | 1 TL Weinstein Backpulver | 220 ml Wasser | 1 EL Balsamicoessig | 100 Gramm Mais | 2 EL Petersilie gehackt | Salz | Pfeffer | eine Prise Kreuzkümmel gemahlen | eine Prise Muskatnuss| 1 EL Olivenöl zum Braten

Zubereitung:

Alle Zutaten zu einem weichen Teig verkneten und diesen für 10 Minuten rasten lassen. Aus dem Teig Blinis formen und diese im Olivenöl für knapp 4 Minuten pro Seite braten.

PIZZASCHNECKEN EINFACH & SCHNELL

Für 1 Blech
1 kleines Glas Tomatensauce
1 kleine Dose Mais
ca. 10 entkernte, schwarze Oliven
1 fertiger veganer Pizza-Teig
veganer, geriebener Pizzakäse
etwas Oregano
etwas Knoblauchpulver
eine Prise Salz
eine Prise Pfeffer

Nehmen Sie den fertigen Pizza-Teig ca. 10 Minuten bevor Sie starten aus dem Kühlschrank raus. Danach rollen Sie ihn aus und bestreichen Sie ihn mit Tomatensauce, achten Sie darauf, dass nur von einer Längsseite etwa 2 cm ausgespart werden.

Dann würzen Sie alles mit Salz und Pfeffer, Oregano und Knoblauchpulver.

Lassen Sie danach den Mais abtropfen, schneiden Sie die Oliven in feine Ringe und geben Sie beides – schön verteilt – auf den Teig.

Anschließend bestreuen Sie den Teig mit dem veganen Käse und rollen ihn dann mit der Längsseite ein. Mit einem scharfen Messer schneiden Sie dann die Rolle in etwa 3 cm dicke Scheiben, legen diese auf ein Blech mit Backpapier und backen diese dann bei 200° Grad für ca. 25 Minuten.

VEGANES CURRY MIT KARTOFFELN

Zubereitungszeit: **15 Minuten**

Portionen: **2**

Zutaten:
- 200 g Vollkornreis
- 1 EL Olivenöl
- 2 Kartoffeln
- 1 Zwiebel
- Salz und Pfeffer
- 240 g Kichererbsen
- 160 g Erbsen
- 1 Möhre
- 1 TL Currypulver
- 1 TL Currypaste
- 120 ml Gemüsebrühe
- 240 ml Kokosmilch

Zubereitung:

Reis nach Anleitung kochen.

Kartoffeln und Zwiebel schälen und würfeln. Möhre schälen und in Scheiben schneiden.

Olivenöl in einer Pfanne erhitzen und darin die Zwiebel und Kartoffel andünsten. Dann Currypaste und Pulver zugeben und vermischen.

Möhren, Kichererbsen, Kokosmilch, Brühe und Erbsen zugeben und für 15 Minuten kochen lassen.
Mit Salz und Pfeffer abschmecken und servieren.

GEGRILLTE GEMÜSEPLATTE

Portionen: 4 - VORBEREITUNG: **10 MINUTEN** – ZUBEREITUNG: **20 MINUTEN**   Reichhaltig

Dieses Gemüse kann als Snack gegessen, als Beilage serviert und sogar in eine Pasta gemischt oder auf eine Pizza gelegt werden, bevor es in den Ofen kommt.

Kochen

- 225g Champignons, in Scheiben geschnitten

- 2 kleine Zucchini

- 1 kleine rote Zwiebel

- 2 Tomaten

- 4 EL Pflanzenöl

- 1 TL gemahlener roter Pfeffer

- 1 TL Salz und gemahlener schwarzer Pfeffer

55)   1)   Zucchini waschen und beide Enden abschneiden. In dünne Kreise schneiden

2)   Tomaten waschen und in ebenfalls in Kreise schneiden.

3)   2 EL des Öls in eine Pfanne geben und bei mittlerer Hitze anrichten. Champignons hinzufügen und in einer Schicht verteilen.

4)   5 Minuten kochen lassen. Pilze wenden und etwas Salz, roten - und schwarzen Pfeffer darüber streuen.

5)   Champignon unter leichtem Rühren 6 Minuten garen. Auf Servierplatte geben

6)   Weitere 1 EL Öl geben und Zucchini hinzufügen. 3 Minuten kochen lassen

7)   Zucchini umdrehen und auf der Rückseite Salz, roten und schwarzen Pfeffer streuen. 3 Minuten lang braten. Zucchini aus der Pfanne nehmen und auf Servierplatte geben.

8)   Weitere 2 EL Öl verteilen und Zwiebelstücke hinzufügen. Salz und Pfeffer streuen.   Auf Servierplatte geben.

9)   1 EL Öl auf die Pfanne verteilen und Tomatenringe hinzufügen und 1 Minute braten. Wenden und Pfeffer sowie Salz streuen. 3 Minuten braten lassen. Auf Servierplatte geben.

56)

Pro Portion: Kalorien: **204;** Fett: **18g;** Kohlenhydrate: **12g;** Ballaststoffe: **2g;** Protein: **6g**

ORIENTALISCHE FALAFEL

Nährwerte: Kalorien: 228,8 kcal, Eiweiß: 8,5 Gramm, Fett: 10,5 Gramm, Kohlenhydrate: 23,6 Gramm

Für eine Portion benötigst du:
100 Gramm Kichererbsen aus der Dose
1/2 rote Zwiebel
1 Knoblauchzehe
2 Stiele Koriander samt Wurzel
1 Stiel Petersilie
1 Chili
1 EL Weizenkleie
1 Prise Kümmel, gemahlen
1 Messerspitze Kardamom, gemahlen
Saft und Abrieb einer halben Limette
Salz und Pfeffer
1 TL Tahini-Paste
Öl zum Backen

So bereitest du dieses Gericht zu:
Alle Zutaten in den Mixer geben, für 10 Minuten quellen lassen und mit feuchten Händen Bällchen formen. In einer Pfanne mit heißem Öl frittieren und mit Salat oder Dip servieren.

SALAT MIT RADIESCHEN UND AVOCADO

Nährwerte:

- Kalorien: 312,5 kcal
- Eiweiß: 5,3 Gramm
- Fett: 25,7 Gramm
- Kohlenhydrate: 12,6 Gramm

Für eine Portion benötigst du:

- 1 Avocado
- 4 Radieschen
- 1/2 Paprika gelb
- 2 Blatt Salat
- Saft einer Zitrone
- 1 EL Walnussöl
- Salz und Pfeffer
- 1 EL geröstete und gehackte Mandeln.

So bereitest du dieses Gericht zu:

Das Gemüse würfeln, in eine Schüssel geben und vermengen. Aus den restlichen Zutaten ein Dressing rühren und den Salat damit marinieren. Für 15 Minuten ziehen lassen und anrichten.

PASTASALAT MIT SPARGEL UND PESTO

Für: 3 Personen
Schwierigkeitsgrad: einfach
Dauer: 20 Minuten Gesamtzeit

Zutaten

250g Vegane Nudeln
500g grüner Spargel
1TL Bio Kokosöl
30g Basilikum, frisch
50ml Olivenöl
25g Walnüsse
1 Knoblauchzehe
300g Cocktailtomaten
50g getrocknete Tomaten, ohne Öl
50g Rucola
Salz, Pfeffer

Zubereitung

Nudeln laut Anleitung kochen.

Spargel von den holzigen Teilen befreien und in Stücke schneiden. In einer Pfanne mit Kokosöl warm werden lassen und dann für 6-8 Minuten anbraten. Salzen und pfeffern.

Für das Pesto Basilikum, Olivenöl, Walnüsse, Knoblauch, Salz und Pfeffer in ein hohes Gefäß geben und alles mit einem Stabmixer pürieren.

Eine große Schüssel hernehmen und die Nudeln mit dem Pesto darin vermengen. Die Cocktailtomaten halbieren und die die getrockneten Tomaten klein schneiden und dann ebenfalls in die Schüssel geben. Spargel hinzufügen.

Abschließend den Rucola unterheben und nochmals abschmecken.

CURRY-LINSEN-BOWL

Für 4 Portionen
Zubereitungszeit: 60 Minuten
Schwierigkeitsgrad: leicht

Zutaten:
Für das Curry:
400 Milliliter Dosentomaten
400 Gramm Linsen
1,3 Liter Gemüsebrühe
2 Zwiebeln
2 Knoblauchzehen
2 Esslöffel Thai-Currypaste
½ Teelöffel Kreuzkümmelpulver
1 Teelöffel Garam Masala
150 Gramm Basmatireis
300 Milliliter Salzwasser
10 Karotten, in Stücke
1 Teelöffel Garam Masala
3 Esslöffel Sonnenblumenöl
1 Teelöffel Salz

Für den Dip:
100 Gramm Cashewkerne
6 Esslöffel Zitronensaft
70 Milliliter Wasser
Salz
1 Knoblauchzehe, gehackt

1 Handvoll gehackte frische Petersilie
Zusätzlich:
Gehackte Petersilie
1 Avocado

Zubereitung:
1. Zwiebeln und Knoblauch für das Curry hacken. Öl erhitzen und Zwiebel und Knoblauch darin anbraten. Currypaste und Gewürze dazugeben. Tomaten und ein Drittel der Gemüsebrühe sowie die Linsen dazugeben und 45 Minuten köcheln lassen, dabei Gemüsebrühe nachgießen.
2. Karotten mit den restlichen Zutaten auf ein Backblech legen und bei 220 Grad 25 Minuten backen. Reis 10 Minuten kochen und noch 5 Minuten quellen lassen.
3. Avocado in Spalten schneiden. Dip aus gemahlenen Cashewkernen und den übrigen Zutaten bereiten.
4. Reis unter das Curry rühren und das Curry mit Karotten, Avocadospalten, Petersilie und Dip anrichten.

ROTES RISOTTO

ERGIBT 4 PORTIONEN

Fertig in: 40min   **Schwierigkeit: leicht**

400g rote Beete		2 Zwiebeln
200g Risottoreis		2 Knoblauchzehe
700ml	vegane	Salz und Pfeffer
Gemüsebrühe		
2TL Kokosöl		

LOS GEHT´S

1. Rote Beete in einem Topf mit Wasser garen lassen.
2. Zwiebeln und Knoblauch schälen und klein hacken.
3. Öl in einer Pfanne erhitzen. Zwiebeln und Knoblauch andünsten. Dann Reis und Gemüsebrühe hinzugeben und bei geschlossenem Deckel 30 Minuten garen lassen.
4. Rote Beete waschen, schälen und in eine Schüssel geben und mit einem Pürierstab pürieren.
5. Die fertige Creme in die Pfanne geben und alles leicht anbraten lassen. Dann mit dem Rest gut vermischen.
6. Servieren und genießen..

BACKKARTOFFEL-SALAT

Vorbei mit der Zeit des typischen Kartoffelsalates, gerade im Frühling und Sommer wird dieser Kartoffelsalat zu einem absoluten Highlight mit frischen Kräutern – lecker, sommerlich, frisch.

Schwierigkeitsgrad: leicht
Portionen: 2
Zubereitungsdauer: 45 Minuten

ZUTATEN

- ☐ 100 g Champignons, braun
- ☐ 400 g La-Ratte-Kartoffeln
- ☐ ½ Esslöffel Agavendicksaft
- ☐ 1 Esslöffel Limettensaft
- ☐ 3 ½ Esslöffel Olivenöl
- ☐ ¼ Bund Dill
- ☐ ¼ Bund Oregano
- ☐ ½ Bund Rucola (alternativ gemischte Wildkräuter wie Giersch, Löwenzahn, Rapsblüten, Schafgarbe, Sauerampfer)
- ☐ ½ Bund Schnittlauch
- ☐ ½ Paprika, rot
- ☐ **Salz**

ZUBEREITUNG

Zunächst den Backofen auf 225°C Ober-/Unterhitze vorheizen oder die Umluft-Stufe bei 200°C ohne Vorheizen nutzen.

Die Kartoffeln mit einer Gemüsebürste ordentlich unter fließendem lauwarmem Wasser reinigen und dann mit der Schale in vier Teile schneiden.

Die Kartoffelviertel dann zusammen mit 1 ½ Esslöffeln Öl und Salz in eine Schüssel geben und gut miteinander vermengen. Die Kartoffelviertel sollten dabei vollständig mit dem Öl bedeckt sein.

Ein Backblech mit Backpapier auslegen und die Kartoffelecken darauf verteilen. Das Blech dann für rund 25 Minuten auf der mittleren Schiene in den Ofen geben.

Derweil die Champignons mit einer Bürste vorsichtig reinigen und unter Umständen vorsichtig mit Wasser abspülen, in dem Fall dann mit einem Küchentuch leicht trocken tupfen. Die großen Champignons dann vierteln und die kleineren halbieren.

In einer Pfanne dann die restlichen 1 ½ Esslöffel des Öls auf Temperatur bringen und die halbierten und geviertelten Champignons unter mehrmaligem Wenden darin für circa 4 Minuten auf mittlerer Hitze anbraten, dabei ein wenig Salz hinzugeben. Unterdessen die Paprika unter fließendem lauwarmem Wasser abspülen, das Kerngehäuse entfernen und die Paprika selbst in kleine Stücke schneiden. Dann die Kräuter ebenfalls waschen, ein wenig abtrocknen und die Blätter vom Stiel trennen. Die Kräuterblätter dann fein hacken und zusammen mit der Paprika und den

93

Champignons aus der Pfanne in eine Schüssel geben. Den Rucola unter fließendem Wasser abwaschen und ein wenig trocken schütteln.

Dann das Dressing zubereiten. Dafür den Agavendicksaft zusammen mit dem Limettensaft und dem Öl in eine kleine Schüssel geben und alle drei Flüssigkeiten gut miteinander verrühren, dabei ein wenig Salz unterrühren.

Nach etwa 25 Minuten die Kartoffelecken aus dem Backofen nehmen – dabei sollten sie von außen eine ordentliche Bräunung erhalten haben und von innen gar sein. Die Kartoffeln dann ein wenig abkühlen lassen.

Die abgekühlten Kartoffeln dann zu den anderen Zutaten in die Schüssel hinzugeben und alles zusammen mit dem Dressing gut vermengen. Den Kartoffelsalat noch mit ein wenig Salz und Pfeffer würzen und abschließend auf einem Bett aus Rucola servieren.

AVOCADO VOM GRILL

Egal ob du die Avocado auf dem Grill oder in einer Pfanne zubereitest - das Gericht schmeckt immer wieder toll.

Zutaten:
- [ ] 2 mittelgroße Avocados
- [ ] 300 Gramm Tomaten
- [ ] Den Saft einer halben Limette
- [ ] 2 EL Worcestersauce
- [ ] 4 EL Olivenöl oder anderes Pflanzenöl
- [ ] Einen Schuss Tabasco
- [ ] Nach Geschmack ein wenig Koriander
- [ ] Etwas Salz, Pfeffer und eine Prise Zucker

Zubereitung:
1. Schneide die Tomaten in feine Würfel.Vermische 3 EL Öl mit der Worcestersauce, dem Salz, dem Tabasco und einer Prise Zucker. Wenn du magst hebst du gehacktes Koriandergrün unter. Die Tomaten kommen nun in diese Mischung.

2. Schneide die Avocados der Länge nach durch, entferne vorsichtig die Kerne und bestreiche die Hälften mit Öl, dem Limettensaft und salze sie. Die so präparierten Hälften kommen nun kopfüber auf den Grill oder in die Pfanne und werden für etwa 5 Minuten angebraten. Achte darauf, dass sie nicht zu

dunkel werden. Serviere die gegrillte Avocado mit der Tomaten-Gewürz-Mischung.

CRÈME BRÛLÉE

Zubereitungszeit: 15 Minuten (+ 1 Stunde Ruhezeit)
2 Portionen

Zutaten:
100 g Hafersahne
100 g Tofu
1 ½ EL Kokosmehl
2 TL brauner Rohrzucker
1 TL Kokosöl
1 TL Zitronenabrieb
½ Vanilleschote

Zubereitung:

Vanilleschote der Länge nach halbieren und das Mark mit einem scharfen Messer auskratzen. Gemeinsam mit 1 TL Zucker in ein Schälchen geben und vermengen. Tofu abgießen, in kleine Würfel schneiden und gemeinsam mit der Sahne, dem Kokosöl, dem Zitronenabrieb und der Vanillemischung in eine Schüssel füllen.
Mit einem Stabmixer pürieren und das Mehl vorsichtig einrühren.
Masse in einen Topf geben und für 1-2 Minuten unter ständigem Rühren aufkochen. Temperatur herunterdrehen und für weitere 1-2 Minuten bei niedriger Hitze weiterköcheln lassen.

Creme in zwei Schälchen füllen und für mindestens 1 Stunde im Kühlschrank abkühlen lassen.

Aus dem Kühlschrank holen und mit dem restlichen Zucker bestreuen.

Zucker mit einem Bunsenbrenner karamellisieren und servieren.

GEFÜLLTE PAPRIKA MIT ROTEM REIS

Kalorien: 107,6 kcal | Eiweiß: 4,2 g | Fett: 1,5 g | Kohlenhydrate: 18,7 g

Zubereitungszeit: 35 Minuten

Zutaten für eine Portion:

1 rote Paprika | 30 Gramm Jasminreis | 50 ml Wasser | 1 EL Ajvar | 1 Schalotte fein gehackt | 2 Champignons kein geschnitten | 1 EL Mais | Salz | Chilipulver | 1/2 TL Oregano

Zubereitung:

Die Paprika aushöhlen. Reis, Wasser, Ajvar, Schalotte, Champignons, Mais, Salz, Chili und Oregano vermengen und die Paprika damit befüllen. In eine Auflaufform geben und das Backrohr auf 180° Celsius aufheizen. Die Paprika bei Ober- und Unterhitze für 25 Minuten backen.

BECHAMEL-KARTOFFELN MIT KRÄUTER-PILZEN

4 Portionen

400 gr Pilze Ihrer Wahl

900 gr fest kochende Kartoffeln

400 ml Gemüsebrühe

4 Zwiebeln

250 ml Sojasahne

6 EL vegane Margarine

2 EL Mehl

2 Bund Kräuter Ihrer Wahl

1 Bund Schnittlauch

eine Prise Salz und Pfeffer

eine Prise Muskat

Beginnen Sie mit den Bechamel-Kartoffeln. Schälen Sie hierfür 2 Zwiebeln und Kartoffeln und würfeln Sie beides klein. Erhitzen Sie 2 EL der Margarine und braten Sie Zwiebeln und Kartoffeln an.

Nun lassen Sie 2 weitere EL der Margarine in einem Topf schmelzen. Rühren Sie das Mehl, am besten mit einem Schneebesen, ein. Danach wird alles mit Gemüsebrühe abgelöscht und durchgeschlagen. Mischen Sie Muskat und Sahne unter.

Die Bechamelsauce wird nun zu den Kartoffeln hinzugegeben und für weitere 10 Minuten gegart. Falls nötig können Sie auch noch weitere Brühe beimengen und schmecken Sie dann alles mit Salz und Pfeffer ab.

Hacken Sie nun die Kräuter und die restlichen Zwiebeln für die Kräuter-Pilze fein. Die verbliebenen 2 EL Margarine werden erhitzt und die Zwiebel darin angebräunt.

Mengen Sie die Pilze unter und braten Sie alles scharf an. Fügen Sie dann die Kräuter hinzu und lassen Sie alles für etwa 4 Minuten schmoren.

Danach mit Salz und Pfeffer abschmecken.

Die Kräuter-Pilze mit den Bechamel-Kartoffeln können Sie dann mit klein geschnittenem Schnittlauch garniert servieren.

BULGUR PFANNE

Zubereitungszeit: **15 Minuten**

Portionen: **2**

Zutaten:
- 2 EL Kokosöl
- 90 g Bulgur
- 1 Karotte
- 50 g Erdnüsse
- 130 g Brokkoli
- Salz und Pfeffer

Zubereitung:
Bulgur in 180 ml Wasser zum kochen bringen. Etwas salzen und anschließend für 20 Minuten quellen lassen. Möhre schälen und in Scheiben schneiden. Brokkoli in Röschen teilen. Erdnüsse hacken und in einer Pfanne ohne Öl anrösten. Dann das Gemüse und Öl zugeben. Bulgur ebenfalls in die Pfanne geben und alles gut anbraten. Mit Gewürzen abschmecken.

VEGANE BÄLLCHEN

Portionen: **2** - VORBEREITUNG: **15 MINUTEN** – ZUBEREITUNG: **30 MINUTEN** Einfrierbar

Diese veganen Bällchen sind zu jeder Mahlzeit eine willkommene Ergänzung

200°C Backen

- 2 EL Leinsamen

- 1 rote Zwiebel, halbiert

- 1 EL Olivenöl

- 200g verschiedene Nüsse ihrer Wahl

- 400g gekochte grüne Linsen

- 50g Semmelbrösel

- Kleiner Bund Salbei, gehackt

- 1 kleiner Apfel, gerieben

    1)   Die Leinsamen in eine kleine Schüssel geben und mit 2 EL Wasser mischen, dann 5-10 Minuten ruhen lassen, bis das Wasser eine klebrige Konsistenz hat.

2)   In der Zwischenzeit die Zwiebel in eine Küchenmaschine geben und fein hacken.

3) Öl in einer Pfanne erhitzen und die Zwiebel hineingeben und 5 Minuten lang kochen, bis es weich ist.

4) Die Nüsse in die Küchenmaschine geben und grob hacken. 3 EL der Nüsse über einen Teller streuen und beiseitestellen. Linsen, Semmelbrösel, Salbei, Apfel, eingeweichte Leinsamen (plus Flüssigkeit in der Schüssel), gehackte Zwiebeln und viel Gewürz zur Küchenmaschine hinzufügen und gut mischen.

5) Backblech einölen und mit Backpapier auslegen.

6) Aus der Masse Bällchen rollen und dann in den Teller mit den gehackten Nüssen rollen und auf das Backpapier legen.

7) Ofen auf 200°C vorheizen und 25-30 Minuten backen.

Pro Portion: Kalorien: **124;** Fett: **9g;** Kohlenhydrate: **6g;** Ballaststoffe: **1g;** Protein: **3g**

GEGRILLTE AVOCADO MIT LECKEREM CHUTNEY

Nährwerte: Kalorien: 396,9 kcal, Eiweiß: 6,1 Gramm, Fett: 28,1 Gramm, Kohlenhydrate: 26,9 Gramm

Für eine Portion benötigst du:
1 Avocado
Salz und Pfeffer
1 Spritzer Zitronensaft

Für das Chutney:
1/2 rote Zwiebel
1 Knoblauchzehe
1 TL Öl
2 Aprikosen
1 Chili
2 getrocknete Tomaten
etwas Ingwer
30 ml Gemüsebrühe
1 EL Koriander, gehackt
Sojasauce

So bereitest du dieses Gericht zu:
Die Avocado in Scheiben schneiden, salzen, pfeffern und mit Zitronensaft beträufeln. In einer beschichteten Pfanne auf beiden Seiten für je 2 Minuten braten.

In der Zwischenzeit die Zutaten für das Chutney klein schneiden und alles zusammen aufkochen. Für 5 Minuten unter ständigem Rühren weiter kochen, vom Herd nehmen und zusammen mit der Avocado servieren.

ORIENTALISCHE FALAFFEL

Nährwerte:

- Kalorien: 228,8 kcal
- Eiweiß: 8,5 Gramm
- Fett: 10,5 Gramm
- Kohlenhydrate: 23,6 Gramm

Für eine Portion benötigst du:

- 100 Gramm Kichererbsen aus der Dose
- 1/2 rote Zwiebel
- 1 Knoblauchzehe
- 2 Stiele Koriander samt Wurzel
- 1 Stiel Petersilie
- 1 Chili
- 1 EL Weizenkleie
- 1 Prise Kümmel gemahlen
- 1 Messerspitze Kardamom gemahlen
- Saft und Abrieb einer halben Limette
- Salz und Pfeffer
- 1 TL Tahini Paste
- Öl zum Backen

So bereitest du dieses Gericht zu:

Alle Zutaten in den Mixer geben, für 10 Minuten quellen lassen und mit feuchten Händen Bällchen formen. In einer Pfanne mit heißem Öl frittieren und mit Salat oder Dip servieren.

SAURE RADIESCHEN

Für: 2 Personen
Schwierigkeitsgrad: einfach
Dauer: 35 Minuten Gesamtzeit

Zutaten

1 Bund Radieschen
2 Esslöffel Rotweinessig
2 Esslöffel Caster Zucker

Zubereitung

Die Radieschen fein schneiden und fein schneiden.
In einer Schüssel den Essig und den Zucker vermischen.
Die Radieschen hinzufügen und mit einer Prise Meersalz vermischen und 10 bis 15 Minuten marinieren lassen.

MELONEN-GURKEN-SALAT

Für 3 Portionen
Zubereitungszeit: 10 Minuten
Schwierigkeitsgrad: leicht

Zutaten:
1 Gurke
1 Cantaloupe-Melone
1 Esslöffel Agavendicksaft
1 Esslöffel Olivenöl
2 Handvoll frische Minze
2 Esslöffel Balsamico
Salz, Pfeffer

Zubereitung:
1. Melone halbieren, Kerne entfernen und Schale großzügig entfernen. Melone würfeln.
2. Gurke schälen, halbieren, Kerne entfernen. Gurke in Scheiben schneiden. Minze hacken. Alle Zutaten vermischen, einige Minuten ziehen lassen.

VOLLKORNNUDELN MIT TOMATENSAUCE

Ergibt 4 Portionen

Fertig in: 30min   **Schwierigkeit: leicht**

400g Fusili

800g Tomaten

1 Bund Basilikum

3 Knoblauchzehen

Salz und Pfeffer

Leinsamenöl zum Braten

LOS GEHT´S

1. Fusili nach Packungsanleitung bissfest kochen.
2. Tomaten schälen und entkernen. Basilikum hacken. Knoblauchzehen schälen und klein hacken.
3. Öl in einer Pfanne erhitzen. Knoblauch goldbraun anbraten und aus der Pfanne nehmen.
4. Tomaten zum Knoblauch geben, leicht salzen und etwa 15 bis 20 Minuten ohne Deckel bei mittlerer Hitze eindampfen. Es ist wichtig, dass die Sauce nicht zum Kochen gebracht wird.
5. Zum Schluss Basilikum hinzugeben und leicht pfeffern.
6. Servieren und genießen.

KOKOSNUSS-SÜPPCHEN MIT MAIS THAI ART

Kokosnuss ist ein Muss in der thailändischen Küche – verarbeitet als Suppe wird die Kokosnuss zu einer echten Erfrischung, vor allem wenn Mais sie noch ergänzt. Eine besonders leckere Vorspeise, gerade im Sommer!

Schwierigkeitsgrad:	leicht
Portionen:	2
Zubereitungsdauer: 30 Minuten	

ZUTATEN

- ☐ 200 g Lauchzwiebeln
- ☐ 425 ml Kokosmilch, cremig
- ☐ 2 Esslöffel Öl
- ☐ 1 Dose Mais
- ☐ 1 – 1 ½ Zentimeter Ingwer
- ☐ 1 Becher Bouillon Pur Gemüse
- ☐ **Salz**
- ☐ **Pfeffer**

ZUBEREITUNG

Damit beginnen die Lauchzwiebeln zu reinigen und sie unter fließendem lauwarmem Wasser abzuspülen. Die Lauchzwiebeln dann ein wenig abtrocknen, die Enden abschneiden und den Rest der Lauchzwiebel in dünne Ringe schneiden. Vom Lauchzwiebelgrün 1 Esslöffel abnehmen und beiseite legen.

Den Mais durch ein Sieb abgießen und abtropfen lassen. Derweil das Öl in einen Topf geben und erhitzen sowie den Ingwer schälen und fein hacken.

Im Anschluss den gehackten Ingwer sowie die Lauchzwiebelringe in das erhitzte Öl geben und unter mehrmaligen Wenden für etwa 3 bis 4 Minuten andünsten lassen.

Vom Mais 1 Esslöffel abnehmen, den Rest mit in den Topf geben und ebenfalls einen kurzen Moment andünsten. Den Topfinhalt dann mit der Kokosmilch und 600 Milliliter Wasser ablöschen und aufkochen lassen.

Sobald die Flüssigkeit aufkocht, die Bouillon hinzugeben und ordentlich unterrühren. Dann für weitere 7 Minuten auf mittlerer Hitze köcheln lassen.

I. Anschließend den Topf vom Herd ziehen und mithilfe eines Pürierstabs den Topfinhalt zu einer cremigen Suppe verarbeiten. Diese dann mit Salz und Pfeffer würzen und in Becher umfüllen. Zum Servieren das Süppchen dann noch mit dem beiseitegelegten Lauchzwiebelgrün und dem Mais garnieren.

COUSCOUS-SALAT

Der orientalische Klassiker ist perfekt zum Mitnehmen geeignet und kann nach Wunsch verändert werden. Das Rezept schmeckt übrigens auch mit Quinoa statt Couscous. Einige Hülsenfrüchte wie Erbsen oder Kidneybohnen passen ebenfalls dazu - ganz wie du es magst.

Zutaten:
- [ ] 125 Gramm Couscous
- [ ] 1 rote Paprika
- [ ] ½ bis 1 Gurke
- [ ] ½ Bund Petersilie
- [ ] Saft von 1 Zitrone
- [ ] 5 EL Olivenöl
- [ ] Salz und Pfeffer, eventuell Chili

Zubereitung:
1. Koche den Couscous mit der doppelten Menge Wasser nach Packungsanleitung.

2. Schneide die Paprika und die Gurke in Würfel und presse die Zitrone aus. Hacke die Petersilie und mische alles zusammen unter den Couscous. Rühre auch das Öl unter und lasse den Salat ein wenig durchziehen. Das Öl ist übrigens besonders wichtig für den Geschmack - reduziere diese Menge deshalb nicht zu sehr.

MANDELKROKANT

Zubereitungszeit: 25 Minuten
2 Portionen

Zutaten:
100 g Mandeln
3 EL Ahornsirup
60 g brauner Rohrzucker
½ TL Kokosöl
¼ Vanilleschote
½ TL Backnatron

Zubereitung:

Falls die Mandeln noch nicht enthäutet sind, Wasser in einem Topf zum Kochen bringen und die Mandeln für 5-10 Minuten köcheln lassen. Abgießen und die Haut der Mandeln zwischen den Händen oder mit einem Trockentuch abrubbeln.
Ahornsirup in einem separaten Topf erhitzen.
Vanilleschote längs halbieren, Mark mit einem scharfen Messer auskratzen und gemeinsam mit dem Kokosöl und dem Natron in den Ahornsirup einrühren. Zuletzt die Mandeln hinzufügen und bei niedriger Temperatur

für 5-10 Minuten köcheln lassen. Gelegentlich umrühren.

Ein Backblech mit einem Backpapier auslegen und die heiße Mandelmasse gleichmäßig darauf verteilen. Für 15-20 Minuten abkühlen lassen, bis ein Krokant entstanden ist.

In Stücke brechen und servieren.

KARTOFFELGRATIN

Kalorien: 185,8 kcal | Eiweiß: 3,5 g | Fett: 3,4 g | Kohlenhydrate: 34 g

Zubereitungszeit: 65 Minuten

Zutaten für eine Portion:

160 Gramm Kartoffeln | 40 ml Hafersahne | 1 EL Mandelmilch | 1/2 TL Majoran | Salz | Pfeffer | eine Prise Knoblauchpulver | eine Messerspitze Zwiebelpulver |1 TL Sesamöl zum Auspinseln der Form

Zubereitung:

Die Kartoffeln in dünne Scheiben schneiden und in eine mit Sesamöl ausgepinselte Auflaufform schlichten. Die Hafersahne mit Mandelmilch, Majoran, Salz, Pfeffer, Knoblauchpulver und Zwiebelpulver verrühren. Die Kartoffeln damit übergießen und das Backrohr auf 180° Celsius aufheizen. Den Gratin bei Ober- und Unterhitze für 50 Minuten backen.

CURRY MIT GERÖSTETEN AUBERGINEN UND ERDNÜSSEN

2 Portionen
Für das Topping
2 Schalotten
2 EL Tafelessig
1 TL Reissirup
½ TL Salz
Für die gerösteten Auberginen
350 gr Aubergine
2 EL Erdnussöl
2 Zehen Knoblauch
1 TL Chiliflocken
1 TL Salz
Für das Curry
175 gr grüne Bohnen
100 gr Weißkraut
1 Karotte
1 rote Zwiebel
1 Zehe Knoblauch
2 EL Erdnussmus
3 EL Sojasauce
1 TL Sambal Oelek
1 TL Sesamöl
1 TL Tafelessig
1 EL Erdnussöl

Bereiten Sie zuerst die gerösteten Auberginen zu.

Hierfür schneiden Sie diese in 5 cm lange und 3 cm breite Stücke. Hacken Sie danach den Knoblauch. Dann geben Sie das Öl in eine heiße Pfanne und braten Sie die Auberginen bei mittlerer Hitze für etwa 15 Minuten. Wenden Sie sie dabei nach der Hälfte der Zeit (wenn sie schön goldbraun sind).

Drücken Sie die Auberginenstücke gelegentlich mit dem Pfannenwender „flach", auf diesem Weg kann die Flüssigkeit entweichen. Mengen Sie die Chiliflocken und den Knoblauch unter und würzen Sie alles mit Salz. Lassen Sie die Auberginen nun so für ca. 2 Minuten ziehen.

Für das Curry halbieren Sie zuerst die Bohnen und schneiden dann die Karotten und das Weißkraut in mundgerechte Stücke. Hacken Sie den Knoblauch fein und schneiden Sie die Zwiebel in grobe Streifen. Vermengen Sie das Sambal Oelek, das Erdnussmus, die Sojasauce, den Essig, das Sesamöl und etwa 100 ml Wasser. Geben Sie danach das Erdnussöl in einen heißen Topf und braten Sie das Gemüse bei mittlerer bis hoher Hitze für etwa 3 Minuten. Rühren Sie dabei häufig um.

Danach löschen Sie mit der vorhin zubereiteten Erdnusssauce alles ab und lassen es bei niedriger bis mittlerer Hitze für 10 Minuten abgedeckt köcheln. Rühren Sie dabei gelegentlich um.

Für das Topping schneiden Sie die Schalotten in kleine feine Ringe. Vermengen Sie diese mit Reissirup, Salz und Essig und lassen Sie es ein bisschen ziehen. Servieren Sie die Auberginen auf dem Curry und geben

Sie die eingelegten Schalotten oben drauf. Jasminreis harmoniert mit diesem Gericht perfekt und kann dazu gereicht werden.

GRÜNER SALAT MIT RÄUCHERTOFU

Zubereitungszeit: **15 Minuten**

Portionen: **4**

Zutaten:
- 1 Eisbergsalat
- 50 g Brunnenkresse
- 10 g Petersilie
- 10 g Schnittlauch
- Salz und Pfeffer
- 2 TL Kapern
- 4 TL gehackte Kichererbsen
- 50 g Haferflocken
- 100 g Weißbrot
- 2 EL Zitronensaft
- 120 ml Olivenöl
- 1 Zwiebel, gewürfelt
- 1 Knoblauchzehe, gehackt
- 2 EL Weißweinessig

Zubereitung:
Knoblauch, Zitronensaft, Zwiebel, Kapern, Essig und Kichererbsen in einer Schüssel miteinander vermengen. Olivenöl zugeben und mit Salz und Pfeffer würzen. Schnittlauch und Petersilie hacken.

Die Rinde vom Weißbrot entfernen und in Würfel schneiden. Dann mit etwas Olivenöl beträufeln und mit Salz und Pfeffer würzen. Auf einer Pfanne ohne Öl das Weißbrot kurz anrösten und dann den Schnittlauch und die Petersilie zugeben und vermischen.
Den Tofu würfeln und inÖl anbraten.
Salat waschen und klein schneiden. Dann den Salat, Haferflocken, Tofu und die Croutons mit mit Dressing vermischen und mit Kresse servieren.

GRÜNKOHL UND ERBSEN

Portionen: **4** - VORBEREITUNG: **15 MINUTEN** – ZUBEREITUNG: **25 MINUTEN**

Um den Grünkohl zusätzlich anzudicken, können Sie ca. zehn Minuten vor Ende der Garzeit zarte Haferflocken hinzugeben – pro Kilo Kohl etwa 3 Esslöffel.

Kochen

- 1 kleiner Kopf Grünkohl (1 kg)
- 4 TL Pflanzenöl
- ½ TL gemahlener Kurkuma
- ¼ TL gemahlener roter Pfeffer
- 1 TL Salz
- ½ TL schwarzer Pfeffer, gemahlen
- 1 Tasse grüne Erbsen

76)

1)   Äußere Blattschicht vom Kohlkopf abziehen und entsorgen. Den Kohl in 4 gleichmäßige Stücke schneiden.

2)   Den unteren Kern aus jedem Stück abschneiden.

3)   Alles in dünne 3mm Scheiben schneiden.

4) Öl in einem großen Topf bei mittlerer Hitze erhitzen. Kohl, Kurkuma, roter Pfeffer, Salz hinzufügen.

5) Unter gelegentlichem Rühren 15 Minuten kochen lassen.

6) Erbsen hinzufügen und rühren. Ca 5 Minuten weiter kochen.

7) Servieren.

Pro Portion: Kalorien: **89;** Fett: **8g;** Kohlenhydrate: **14g;** Ballaststoffe: **7g;** Protein: **7g**

BROKKOLI-AUFLAUF

Nährwerte: Kalorien: 390,1 kcal, Eiweiß: 17,2 Gramm, Fett: 25,3 Gramm, Kohlenhydrate: 20,6 Gramm

Für eine Portion benötigst du:
1 Kartoffel
100 Gramm Brokkoli
60 ml Soja-Sahne
1 TL Oregano
1 Prise Muskat, gemahlen
Salz und Pfeffer
2 EL Mandelblättchen
etwas Meerrettich, gerieben

So bereitest du dieses Gericht zu:
Kartoffel und Brokkoli klein schneiden und in eine Auflaufform geben. Die Sahne mit Oregano, Muskat, Salz und Pfeffer würzen und darüber gießen. Mit Mandelblättchen und Meerrettich bestreuen und im Ofen bei 170 °C für 25 Minuten backen.

ROTES MASSAMAN- CURRY MIT KARTOFFELN

Nährwerte:

- Kalorien: 447,9 kcal
- Eiweiß: 4,4 Gramm
- Fett: 32,1 Gramm
- Kohlenhydrate: 32 Gramm

Für eine Portion benötigst du:

- 100 Gramm Kartoffeln
- 1 TL Massaman Currypaste
- 100 ml Kokosmilch
- 100 ml Gemüsebrühe
- 1 Messerspitze Lebkuchengewürz
- 50 Gramm Auberginen
- 50 Gramm Austernpilze
- 1/2 Pfirsich
- Saft einer Limette
- Salz und Pfeffer

♟

So bereitest du dieses Gericht zu:

Kokosmilch und Brühe aufkochen und die Currypaste darin auflösen. Kartoffeln, Auberginen, Austernpilze und Pfirsich klein schneiden und hinzugeben. Mit Lebkuchengewürz, Zitronensaft, Salz und Pfeffer würzen und alles bei mittlerer Hitze für 5 Minuten köcheln.

PIZZATEIG (VEGAN)

Für: 2 Personen
Schwierigkeitsgrad: einfach
Dauer: 40 Minuten Gesamtzeit

Zutaten

325g Mehl (glatt)
1TL Salz
1EL Zucker
180mg Wasser (lauwarm)
0.5EL Trockenhefe
1EL Öl

Zubereitung

Mehl, Hefe, Salz und Zucker vermischen. In die Mitte eine Mulde formen und Öl hineinleeren. Dann langsam Wasser hinzufügen, das Mehl unterheben und zu einem glatten Teig kneten.

Nun den Teig zu einer Kugel formen, eine hohe hitzefeste Schüssel mit Öl bestreichen und die Kugel darin in den Ofen stellen und bei etwa 40°C eine halbe Stunde gehen lassen.

Danach den Teig noch einmal durchkneten auf einem Backblech oder in einer eingefetteten Backform ausrollen. Nun nur noch belegen und bei 200° C für 15 Minuten backen.

Belag kann man sich nach Wahl aussuchen.

SÜßKARTOFFELSPALTEN MIT MANGO-GUACAMOLE

Für 2 Portionen
Zubereitungszeit: 25 Minuten
Schwierigkeitsgrad: leicht

Zutaten:
Für die Wedges:
1 große Süßkartoffel
1 Teelöffel Paprikapulver edelsüß
2 Esslöffel Sonnenblumenöl
½ Teelöffel Pfeffer
1 Teelöffel Salz

Für die Guacamole:
1 Avocado
½ Mango
2 Teelöffel Zitronensaft
Salz, Pfeffer
½ Bund Petersilie

Zubereitung:
1. Süßkartoffel waschen und mit Schale in Wedges schneiden. Öl mit den Gewürzen mischen und Wedges darin wenden. Wedges auf ein mit Backpapier gelegtes

Blech legen und bei 200 Grad Ober- und Unterhitze 20 Minuten backen. Nach 15 Minuten die Wedges wenden.

2. Fruchtfleisch aus der Avocado entfernen, zerdrücken, mit Zitronensaft, Salz und Pfeffer verrühren. Mango in Würfel schneiden, Petersilie hacken. Petersilie und Mango unter die Guacamole geben.

BROKKOLI-PFANNE

Ergibt 2 Portionen

Fertig in: 15min	**Schwierigkeit: leicht**

1 große Zwiebel	1 rote Paprika
3 große Kartoffeln	200ml Gemüsebrühe
1 Brokkolikopf	2EL Leinsamenöl

LOS GEHT´S

1. Kartoffeln schälen, waschen und würfeln.
2. Paprika halbieren, waschen, vom Strunk und den Kernen entfernen und würfeln.
3. Zwiebeln schälen und klein hacken.
4. Rösschen vom Brokkoli entfernen, waschen und in mundgerechte Stücke teilen.
5. Öl in einer Pfanne erhitzen und Zwiebeln im Öl andünsten.
6. Kartoffeln hinzugeben und goldbraun anbraten.
7. Brokkoli, Paprika und Gemüsebrühe hinzugeben und ca. 7 Minuten bei geschlossenem Deckel garen lassen.
8. Weiter Köcheln lassen, bis es die gewünschte Konsistenz hat.

9. Servieren und genießen.

TOMATENSUPPE AUS DEM OFEN

Tomatensuppe ist wohl eine der geläufigsten Vorspeisen – doch aus dem Ofen kommt sie dabei in den seltensten Fällen. In diesem Rezept wird sie durch vollreife, aromatische Tomaten zu einem absoluten geschmacklichen   Highlight!

Schwierigkeitsgrad: leicht
Portionen: 2
Zubereitungsdauer: 20 Minuten
Koch-/Backzeit: 60 Minuten

ZUTATEN
TOMATENSUPPE:

- ☐   1 kg reife, aromatische Tomaten
- ☐   300 ml Gemüsebrühe
- ☐   1 – 1 ½ Teelöffel Harissa
- ☐   1 ½ Esslöffel Tomatenmark
- ☐   2 Esslöffel Olivenöl
- ☐   1 Scheibe Toastbrot oder Weißbrot
- ☐   ½ - 1 Prise Zucker
- ☐   ½ Zwiebel
- ☐   1 Lorbeerblatt

- ☐ 1 ½ - 2 Knoblauchzehen
- ☐ **Salz**
- ☐ **Pfeffer**

MANGOSALSA:
- ☐ ½ Esslöffel Agavensirup
- ☐ ½ Esslöffel Sesamsamen
- ☐ 1 ½ - 2 Esslöffel Limettensaft
- ☐ 2 – 2 ½ Stängel Thai-Basilikum
- ☐ ½ Frühlingszwiebel
- ☐ ½ Mango, reif

ZUBEREITUNG

Zuerst den Backofen auf 200°C Umluft vorheizen.

Derweil die Tomaten unter lauwarmen fließendem Wasser abspülen, ein wenig abtrocknen und dann den Strunk herausschneiden bevor die Tomaten selbst halbiert werden.
Dann den Knoblauch sowie die Zwiebel schälen und in grobe Stückchen zerhacken. Dann die halbierten Tomaten zusammen mit dem gehackten Knoblauch, den Zwiebeln und dem Lorbeerblatt auf einem möglichst tiefen Backblech miteinander vermischen. Das Ganze dann mit Salz und Pfeffer würzen bevor das Backblech auf mittlerer Schiene für etwa 1 Stunde im Backofen belassen wird.
Unterdessen die Mangosalsa vorbereiten. Dafür den Sesam in eine Pfanne geben und ohne Beigabe von Öl

anrösten bis er einen leichten Geruch freisetzt, dann aus der Pfanne nehmen und ein wenig abkühlen lassen.

Dann die Mango mithilfe eines Sparschälers schälen, den Stein entfernen und das Fruchtfleisch fein würfeln. Die Frühlingszwiebel im Anschluss unter fließendem Wasser abspülen, die Enden entfernen und die Frühlingszwiebel selbst in dünne Röllchen schneiden.
Danach das Thai-Basilikum ebenfalls abspülen, ein wenig abtrocknen, die Blätter vom Stiel entfernen und diese fein zerhacken. Anschließend alle Zutaten für die Salsa miteinander vermengen und abgedeckt zum Ziehen für etwa 20 Minuten beiseite stellen. Sobald die Tomaten fertig gebacken sind, diese aus dem Backofen nehmen und zusammen mit der freigesetzten Flüssigkeit in einen Topf umfüllen. Das Lorbeerblatt entfernen und die Toastbrotscheibe in groben Krümeln mit in den Topf geben. Das Ganze dann durch die Gemüsebrühe und das Tomatenmark ergänzen, alles für einen Moment aufkochen und ab dann noch weitere 5 Minuten kochen lassen.

I. Den Topfinhalt mit einem Pürierstab zu einer groben Suppe verarbeiten und dann durch ein grobes Sieb streifen um die großen Bestandteile der Suppe zu entfernen.

II. Die Tomatensuppe dann mit der Harissa, dem Salz und dem Zucker würzen, sodass ein dezent scharfer Geschmack entsteht, dann auf Teller verteilen und zum Servieren etwas Mangosalsa auf der Suppe drapieren.

MANDEL-BANANEN-MUFFINS

Zubereitungszeit: 30 Minuten
10-12 Muffins

Zutaten:
2 mittelgroße, unreife Bananen
200 g Haferflocken
100 ml Mandelmilch
50 ml Ahornsirup
2 EL Mandelmus
2 EL geschrotete Leinsamen
4 EL Wasser
1 TL Backpulver
Salz

Zubereitung:

Ofen auf 180 Grad Ober- und Unterhitze vorheizen.
Wasser und geschrotete Leinsamen in einem Schälchen miteinander verrühren.
Bananen schälen und mit einer Gabel zerdrücken. In eine Schüssel geben und mit der Mandelmilch, dem Ahornsirup und dem Mandelmus verrühren.

In einer separaten Schüssel die Haferflocken mit dem Backpulver und einer Prise Salz vermengen. Wer kein Backpulver verträgt, nimmt hierfür Weinsteinbackpulver.

Die aufgequollenen Leinsamen unter die Bananenmischung heben. Danach die trockenen Zutaten dazugeben und alle Zutaten zu einer geschmeidigen Teigmasse verarbeiten.

Ein Muffinblech mit Förmchen auslegen und den Teig in den Förmchen verteilen.

Auf mittlerer Schiene für 20-25 Minuten backen.

Aus dem Ofen holen, vollständig auskühlen lassen und servieren.

PAD THAI

Kalorien: 157,4 kcal | Eiweiß: 9,2 g | Fett: 10,4 g | Kohlenhydrate: 5,6 g

Zubereitungszeit: 20 Minuten

Zutaten für eine Portion:

80 Gramm Pad Thai Nudeln | 1 Schalotte | 1 Zehe Knoblauch | 1 EL Sesamöl | 80 Gramm schnittfester Tofu | 1 EL Tamarindensaft | 1 Chili | 1 TL Limettensaft | 1 EL Erdnüsse | 20 Gramm Sojasprossen | 1 EL Sojasauce

Zubereitung:

Die Nudeln für 10 Minuten in heißem Wasser einweichen. Schalotte und Knoblauch hacken und im Sesamöl anrösten. Den Tofu würfeln und hinzugeben. Mit dem Tamarindensaft ablöschen. Mit dem gehackten Chili und Limettensaft abschmecken. Die Nudeln abtropfen und unterrühren. Mit Erdnüssen, Sojasprossen und Sojasauce verfeinern.

APFELKUCHEN

Auf der Welt wachsen sage und schreibe 20.000 Apfelsorten. Der Apfel enthält 30 verschiedene Vitamine, wertvolle Mineralstoffe und ist kalorienarm.

8 nicht zu knackige, eher weiche Äpfel
1 kleine Banane
300 g Mehl
100 g Zucker
200 g pflanzliche Margarine oder vegane Butter
3 TL Zucker
Etwas Zimt

Backofen auf 180 Grad vorheizen.
Die Äpfel schälen, entkernen, in Stücke schneiden. Mit ein bisschen Wasser, drei Esslöffel Zucker und einer Prise Zimt in einen Topf geben und weich kochen.
Eine kleine Banane zu Mus zerquetschen. Die Banane dient nur zum Binden und sollte daher nicht allzu reif sein, da der Kuchen ansonsten zu sehr nach Banane schmeckt.

Das Bananenmus mit Margarine, Mehl und Zucker einer Schüssel zu einem festen, leicht krümeligen Teig verkneten. Dreiviertel des Teiges in eine Springform geben und am Boden und Rand mithilfe eines Esslöffels andrücken.

Nun die Apfelmasse darauf verteilen und den Rest des Teiges über die Äpfel bröseln. Den Kuchen im Backofen rund 20 Minuten backen, bis der Rand und die Streusel eine goldgelbe Farbe bekommen.

ZUCCHINI SALAT MIT KICHERERBSEN

Zubereitungszeit: **5 Minuten**

Portionen: **2**

Zutaten:
- 1 Dose Kichererbsen
- 2 EL Olivenöl
- 1 Zucchini
- Salz und Pfeffer
- 3 TL Balsamicoessig
- 1 Handvoll Kürbiskerne

Zubereitung:

Kichererbsen abtropfen lassen. Zucchini waschen und in einer Schüssel raspeln.

Kürbiskerne auf einer Pfanne ohne Öl anrösten.

Balsamico und Olivenöl mit den Zucchiniraspeln vermengen. Dann Kichererbsen zugeben.

Den Salat mit Salz und Pfeffer würzen und mit Kürbiskernen garnieren.

ERDBEER-QUINOA SALAT MIT SPARGEL

Portionen: **2** – VORBEREITUNG: **15 MINUTEN** – ZUBEREITUNG: **3 MINUTEN**

Mit Avocado- und Erdbeerscheiben servieren.

Kochen
- 3 Spargelzweige
- 80 g Erdbeeren
- 1 Handvoll Walnüsse
- 1 Avocado
- 1 Grapefruitsaft
- 2 EL vegane Milch
- 1/2 Tasse gekochte Quinoa
- 1 EL Olivenöl
- 2 EL Granatapfelsirup
- 8 - 12 frische Minzblätter

1) Die Avocado schälen und geben in eine Küchenmaschine geben, anschließend den Grapefruitsaft und die vegane Milch hinzufügen.

2) Zu einer Masse verarbeiten.

3) Erdbeeren in kleine Stücke schneiden und beiseite stellen.

4) Spargel waschen und halbieren. In einer großen Pfanne bei mittlerer Hitze 2-3 Minuten mit Olivenöl anbraten.

5) In einer kleinen Schüssel die vorgekochte Quinoa und den Granatapfelsirup mischen.

6)   Die Quinoa-Mischung auf einen Teller legen, ein Teil der Erdbeeren und Spargel darüber geben.

7)   Dann die Avocadosoße darüber gießen. Die restlichen Erdbeeren und den Spargel hinzugeben.

8)   Mit Walnüsse und frische Minzblätter servieren.

Pro Portion: Kalorien: **28;** Fett: **3g;** Kohlenhydrate: **22g;** Ballaststoffe: **12g;** Protein: **8g**

ZUCCHINI- UND GRAPEFRUITSUPPE

Nährwerte: Kalorien: 96,5 kcal, Eiweiß: 2,8 Gramm, Fett: 5,8 Gramm,

Kohlenhydrate: 7,5 Gramm

Für eine Portion benötigst du:
80 Gramm Zucchini
1/2 Zwiebel
1 Knoblauchzehe
1 TL Öl
1 EL Grapefruitsaft
4 Grapefruit-Filets
200 ml Gemüsebrühe
1 Prise Ingwerpulver
2 EL Mandelmilch
Salz und Pfeffer

So bereitest du dieses Gericht zu:
Zucchini, Zwiebel und Knoblauch klein schneiden und im Öl anbraten. Mit dem Grapefruitsaft ablöschen. Die Grapefruit-Filets klein schneiden, hinzugeben und das Ganze mit der Brühe aufgießen. Mit Ingwer, Salz und Pfeffer würzen und für 6 Minuten kochen. Die Mandelmilch einrühren und servieren. Wer möchte, kann die Suppe auch pürieren.

GNOCCHI MIT RUCOLA UND PINIENKERNEN

Nährwerte:

- Kalorien: 227,2 kcal
- Eiweiß: 5,7 Gramm
- Fett: 11 Gramm
- Kohlenhydrate: 24,8 Gramm

Für eine Portion benötigst du:

- 60 Gramm Gnocchi vorgekocht
- 1/2 rote Zwiebel
- 2 Knoblauchzehen
- 1 EL Haselnussöl
- 1/2 Feige
- 4 Kirschtomaten
- 2 Blatt Salbei
- 1 EL Pinienkerne
- Salz und Pfeffer
- 15 Gramm Rucola

So bereitest du dieses Gericht zu:

Zwiebel und Knoblauch im Öl anbraten und die Gnocchi hinzugeben. Feige und Tomaten vierteln und gemeinsam mit Salbei und Pinienkernen mitrösten.

Salzen und pfeffern und für 6 Minuten bei mittlerer Hitze braten. Anrichten und mit dem Rucola garnieren.

BIRNENMUS

Für: 4 Personen
Schwierigkeitsgrad: normal
Dauer: 20 Minuten Gesamtzeit

Zutaten

6Stk Birnen (reif)
130ml Weißwein
4EL Zucker
3EL Zitronensaft
3Stk Gewürznelken
1Stk Zimtstange

Zubereitung

Birnen waschen, vom Gehäuse befreien und in kleine Stücke schneiden.
Birnenstücke in einen Topf geben. Wein dazu gießen. Dann Zucker, Gewürznelken und die Zimtstange dazu geben und aufkochen lassen.
Nach dem Aufkochen weiter köcheln lassen.
Abschließend Gewürznelken und Zimt heraus nehmen und mit dem Stabmixer durchpürieren.

ARTISCHOCKEN MIT WASABI-MAYONNAISE

Für 4 Portionen
Zubereitungszeit: 1 Stunde
Schwierigkeitsgrad: leicht

Zutaten:
4 Artischocken
Salz
3 Esslöffel Zitronensaft
4 Esslöffel Olivenöl

Für die Mayonnaise:
1 Teelöffel Wasabipaste
80 Gramm Sojajoghurt
150 Milliliter Rapsöl
1 Teelöffel Zitronensaft
1 Prise Salz
4 Zitronenhälften

Zubereitung:
1. Von den Artischocken die äußeren Blätter entfernen. Artischocken halbieren, Staubgefäße entfernen. Von den Blättern die Spitzen einkürzen. Zitronensaft und Olivenöl mischen, Artischocken damit bestreichen.
2. Artischocken salzen und jeweils in Alufolie einschlagen. Artischocken ca. 30 Minuten auf dem Grill garen, dann aus der Folie nehmen und noch kurz mit

der Schnittfläche auf den Grillrost legen. Für die Mayonnaise alle Zutaten mischen.

3. Artischocken mit einer halben Zitrone servieren.

KIWI-BANANEN-SMOOTHIE

Ergibt 2 Portionen

Fertig in: 10min   **Schwierigkeit: leicht**

---

2 Bananen
4 Kiwis
400ml Orangensaft

LOS GEHT´S
1. Bananen schälen und in Stücke schneiden..
2. Kiwis schälen und halbieren.
3. Alles im Mixer pürieren.
4. Mit dem Orangensaft auffüllen.
5. Kalt stellen und genießen.

GEMÜSEBURGER

Wer auf Burger nicht verzichten möchte, der kann auf die vegane Alternative des Gemüseburgers zurückgreifen und sich von dem leckeren Geschmack ein wenig verwöhnen lassen.

Schwierigkeitsgrad: leicht
Portionen: 2
Zubereitungsdauer: 20 Minuten
Koch-/Backzeit: 10 Minuten

ZUTATEN

- [ ] 20 g Sonnenblumenkerne
- [ ] 50 g Haferflocken
- [ ] 100 g Grünkernschrot
- [ ] ½ Teelöffel Ketchup
- [ ] ½ Teelöffel Salz
- [ ] ½ Teelöffel Senf
- [ ] 1 Teelöffel Currypulver
- [ ] 1 Teelöffel Sweet Chili Sauce
- [ ] 2 Teelöffel Gemüsebrühe
- [ ] 1 Esslöffel Tomatenmark
- [ ] ½ Bund Schnittlauch
- [ ] 1 Zwiebel
- [ ] 1 ½ Essiggurken
- [ ] 1 ½ Knoblauchzehen
- [ ] 2 Burgerbrötchen

☐   2 Tomaten

Zubereitung

Als erstes den Knoblauch schälen und fein hacken.
Dann den gehackten Knoblauch zusammen mit der
Gemüsebrühe, dem Grünkernschrot, den Haferflocken
sowie den Sonnenblumenkernen in einen Topf geben,
vollständig mit Wasser bedecken, alles miteinander
vermengen und für einen Augenblick aufkochen.
Im Anschluss den Topf vom Herd ziehen und den
Topfinhalt für etwa 10 Minuten durchziehen lassen.
In der Zwischenzeit die Zwiebeln schälen und fein
hacken. Die gehackten Zwiebeln dann mit dem Curry,
dem Salz, dem Schnittlauch und dem Tomatenmark
vermischen. Das Ganze dann zum durchgezogenen
Topinhalt geben und noch einmal ordentlich
vermengen. Wenn die Mischung zu klebrig wird, ein
wenig Mehl hinzugeben.
Den Teig dann zu Patties formen und in einer Pfanne
mit heißem Öl von beiden Seiten anbraten –
gegebenenfalls mit einem Löffel oder Pfannenwender
flacher drücken.
Dann die Gurken und Tomaten unter fließendem
Wasser abspülen, in Scheiben schneiden und noch kurz
beiseite   stellen.
Die Burgerbrötchen zum Schluss aufschneiden, das
Pattie auf das Brötchen legen und darauf dann die
Essiggurken- sowie Tomatenscheiben verteilen und mit

153

einer Sauce nach Wahl toppen bevor der Deckel wieder aufgesetzt wird.

SPINAT-HEIDELBEER-SMOOTHIE

Zubereitungszeit: 10 Minuten
2 Portionen

Zutaten:
150 g Heidelbeeren
250 g frischer Babyspinat
10 g Ingwer
1 TL Walnussöl
150 ml Wasser

Zubereitung:

Heidelbeeren waschen und in einen Standmixer geben. Spinat waschen, welke Blätter entfernen und hinzufügen. Ingwer schälen und gemeinsam mit dem Walnussöl ebenfalls in den Mixer geben. Alles gut durchmixen.
Wasser hinzufügen und erneut durchmixen, bis der Smoothie die gewünschte Konsistenz angenommen hat.
In zwei Gläser füllen und servieren.

SPAGHETTI MIT VEGANER BOLOGNESE

Kalorien: 435,6 kcal | Eiweiß: 15,7 g | Fett: 1,5 g | Kohlenhydrate: 87,1 g

Zubereitungszeit: 30 Minuten

Zutaten für zwei Portionen:

200 Gramm Spaghetti | 1 Zwiebel | 1 Zehe Knoblauch | 1/4 Karotte | 50 Gramm Petersilienwurzel | 1 EL Olivenöl | 200 Gramm fester Tofu zerbröselt | 1 EL Tomatenmark | 2 EL Balsamicoessig | 250 Gramm geschälte Tomaten | 1 Lorbeerblatt | 1 EL Liebstöckel gehackt | 1/2 TL Rosmarin | 1/2 TL Oregano | eine Prise Zucker | Salz | Pfeffer

Zubereitung:

Die Spaghetti kochen und abseihen. Das Gemüse klein schneiden und im Olivenöl anrösten. Den Tofu dazugeben und das Tomatenmark mitrösten. Mit Essig ablöschen und mit den Tomaten aufgießen. Lorbeerblatt hinzugeben und mit Liebstöckel, Rosmarin, Oregano, Zucker, Salz und Pfeffer abschmecken. Die Sauce für 20 Minuten köcheln lassen und mit den Spaghetti anrichten.

ERDNUSS-BANANEN-DESSERT

4 Portionen
400 gr Seidentofu
80 gr Erdnussmus
2 Limetten
2 kleine Bananen
2 EL Ahornsirup
2 EL Aprikosenkonfitüre oder Mangochutney
1 Msp. Cayennepfeffer
eine Prise Salz

Waschen Sie zuerst eine der Limetten heiß trockenen Sie sie ab. Reiben Sie dann 2 TL Schale ab und pressen Sie 3 EL Saft aus. Auch die zweite Limette pressen Sie aus. Danach schälen Sie die Bananen und schneiden Sie in Scheiben.

Pürieren Sie anschließend mit einem Pürierstab den Tofu mit der Konfitüre, dem Ahornsirup und den 2 EL Limettensaft. Geben Sie das Erdnussmus sowie die Bananen hinzu und pürieren Sie das Ganze zu einer feinen Masse.

Schmecken Sie das Dessert mit 1 TL Limettenschale, dem Cayennepfeffer sowie dem Salz ab. Je nach Geschmack können Sie auch noch den übrigen Limettensaft hinzu geben.

Verteilen Sie die Creme dann auf kleine Förmchen und streuen Sie jeweils etwas Limettenschale darüber.

Geben Sie die Förmchen nun für etwa 2 Stunden in den Kühlschrank, bis das Dessert eine puddingähnliche Konsistenz angenommen hat.

PROTEIN SHAKE MIT HAFERFLOCKEN

Zubereitungszeit: **5 Minuten**

Portionen: **2**

Zutaten:
- 2 Datteln
- 40 g Haferflocken
- 200 ml Wasser
- 1 Banane
- 100 ml Sojamilch
- 50 g TK Himbeeren

Zubereitung:

Wasser und Sojamilch in einen Mixer geben.

Datteln, Himbeeren und Haferflocken zugeben.

Banane schälen, klein schneiden und in den Mixer dazugeben.

Dann alle Zutaten zu einem Shake pürieren.

KÜRBIS-GERSTEN-SALAT MIT BALSAMICO VINAIGRETTE

Portionen: **4** – VORBEREITUNG: **10 MINUTEN** – ZUBEREITUNG: **30 MINUTEN**

Kann für 3 Tage aufbewahrt werden und schmeckt sowohl warm als auch kalt köstlich

180°C Backen
- 1 Butternusskürbis, geschält und in lange Stücke geschnitten
- 1 EL Olivenöl
- 250g Trauben
- 300g Brokkoli, in mittelgroße Stücke geschnitten
- 100g Tomaten, in Scheiben geschnitten
- 1 kleine rote Zwiebel, gewürfelt
- 2 EL Kürbiskerne
- 1 EL kleine Kapern
- 15 schwarze Oliven, entkernt
- 20g Basilikum, gehackt
- 5 EL Balsamico-Essig
- 6 EL Olivenöl
- 1 EL Dijon-Senf
- 1 Knoblauchzehe, gehackt

103)   104)

1)   Backofen auf 180°C vorheizen. Kürbis auf das Backblech legen und mit Olivenöl beträufeln. 20 Minuten backen

2) Währenddessen Gerste 25 Minuten in Salzwasser kochen.

3) Balsamico-Essig, Olivenöl, Senf und Knoblauchzehe miteinander verquirlen und mit Salz und Pfeffer abschmecken.

4) Gerste abgießen, in eine Schüssel geben und Dressing darüber gießen. Gut mischen.

5) Brokkoli in Salzwasser kochen und mit kaltem Wasser abspülen.

6) Brokkoli und die restlichen Zutaten in die Gerstenmischung gut vermengen

Pro Portion: Kalorien: **301;** Fett: **13g;** Kohlenhydrate: **40g;** Ballaststoffe: **2g;** Protein: **6g**

GEBRATENER KÜRBISREIS

Nährwerte: Kalorien: 309,9 kcal, Eiweiß: 8,6 Gramm, Fett: 11 Gramm,

Kohlenhydrate: 42,1 Gramm

Für eine Portion benötigst du:
100 Gramm Hokkaido-Kürbis
2 Knoblauchzehen
1 Messerspitze Ingwer, gerieben
2 Champignons
1 TL Olivenöl
30 Gramm Räuchertofu
2 Blatt Salbei
1 TL Estragon, gehackt
1 Tasse Reis, gekocht
Salz und Pfeffer
einige Tropfen Trüffelöl

So bereitest du dieses Gericht zu:
Kürbis würfeln, Knoblauch hacken und zusammen mit Ingwer und blättrig geschnittenen Champignons im Olivenöl anrösten. Tofu würfeln und hinzugeben. Mit Salbei und Estragon abschmecken. Den Reis unterrühren und für etwa 5 Minuten bei kleiner Hitze braten. Mit Salz und Pfeffer abschmecken, anrichten und mit Trüffelöl beträufeln.

CHILI VEGAN

Nährwerte:

- Kalorien: 169,8 kcal
- Eiweiß: 7,9 Gramm
- Fett: 6,2 Gramm
- Kohlenhydrate: 19,4 Gramm

Für eine Portion benötigst du:

- 30 Gramm Pastinake
- 1 Zwiebel
- 1 TL Öl
- 1 Chili gehackt
- 1 TL Tomatenmark
- 1/2 TL Paprikapulver scharf
- 50 Gramm Brokkoli
- 50 Gramm Bohnen
- 2 EL Mais
- 150 Gramm passierte Tomaten
- 1/2 TL Oregano
- 1 TL Ahornsirup
- Salz

So bereitest du dieses Gericht zu:

Pastinaken und Zwiebel würfeln und zusammen mit der Chili im Öl gut anrösten. Tomatenmark und Paprikapulver mitrösten. Brokkoli und Bohnen, sowie Mais hinzugeben und mit passierten Tomaten aufgießen. Mit Oregano, Ahornsirup und Salz abschmecken und bei kleiner Hitze für 8 Minuten köcheln lassen.

APFELBROT

Für: 4 Personen
Schwierigkeitsgrad: normal
Dauer: 120 Minuten Gesamtzeit

Zutaten

500 g Äpfel Boskop
100 g Rohrzucker
125 g Sultaninen
2 Zitronen entsaftet
0,5 TL Zimt
1 Prise Nelken gemahlen
0,5 EL Kakao
65 g Haselnüsse grob gehackt
250 g Dinkelmehl
1 TL Backpulver

Zubereitung

Äpfel waschen, schälen und die Schale reiben.
Rohrzucker, Zitronensaft und dei Sultaninen zu den
Äpfeln geben und 12 Stunden im Kühlschrank rasten
lassen. Dann am nächsten Tag aus dem Kühlschrank
nehem und mit Zimt , Nelken, Kakao und den
Haselnüssen vermengen.

Schüssel herrichten und Dinkelmehl und Backpulver hinein geben. Dann die Apfelmasse dazu geben und langsam mit dem Mehl vermischen.

Kastenform mit Backpapier auslegen und den Teig rein geben.

Im vorgeheizten Ofen auf 150 Grad für 40 Minuten backen. Danach die Temperatur erhöhen auf 200 und weitere 45 Minuten backen.

GURKEN-SMOOTHIE

Für 3 Portionen
Zubereitungszeit: 15 Minuten
Schwierigkeitsgrad: leicht

Zutaten:
1 Salatgurke
1 Zucchino
3 Rote-Bete-Blätter
3 Kohlrabiblätter
1 Mangoldblatt
½ Teelöffel Kurkuma
350 Milliliter Wasser
1 Teelöffel Pfeffer
3 Stiele Koriander

Zubereitung:
1. Gurke und Zucchini in Scheiben schneiden, Blätter grob zerschneiden.
2. Alle Zutaten im Mixer auf höchster Stufe pürieren.

ANANASSMOOTHIE MIT FRISCHER MINZE

Ergibt 2 Portionen

Fertig in: 10min   Schwierigkeit: leicht

½ reife Ananas
1 Banane
100g Sojajoghurt
1 kleiner Bund Pfefferminzblätter

LOS GEHT´S

1. Ananas mit dem Messer schälen, von dem harten Innenteil entfernen und in Stücke schneiden.
2. Banane schälen und in Stücke schneiden.
3. Pfefferminzblätter waschen und vom Stiel entfernen.
4. Alle Zutaten vermengen und im Mixer etwa 1 Minute lang pürieren.
5. Zum Garnieren zwei Minzblätter verwenden.
6. Servieren und genießen.

RED THAI-CURRY

Curry und die thailändische Küche haben nahezu eine unzertrennliche Verbindung, so darf ein Curry in einem Kochbuch mit einigen thailändischen Rezepten natürlich nicht fehlen.

Schwierigkeitsgrad: leicht
Portionen: 2
Zubereitungsdauer: 30 Minuten

ZUTATEN

- ☐ 75 g grüne Bohnen
- ☐ 75 g Mungobohnen Sprossen
- ☐ 200 g Tofu, geräuchert
- ☐ ½ Teelöffel brauner Zucker
- ☐ ½ Esslöffel Sojasauce
- ☐ 1 Esslöffel Sonnenblumenöl
- ☐ 2 Esslöffel rote Currypaste
- ☐ ½ Dose ganze geschälte Wasserkastanien
- ☐ ½ Dose Kokosmilch
- ☐ 2 ½ Stiele Thai Basilikum
- ☐ ½ Aubergine
- ☐ 2 Kaffir Limettenblätter
- ☐ 2 Zwiebeln

Zubereitung

Zuerst die Auberginen unter fließendem lauwarmen Wasser abspülen, dann putzen, ein wenig trocknen und die Aubergine dann in zwei Hälften schneiden - diese dann wiederum grob würfeln. Die Bohnen abgießen und unter fließendem Wasser abspülen, ein wenig trocknen lassen und ebenfalls jeweils in zwei Hälften schneiden. Selbiges auch mit den Wasserkastanien wiederholen.

Das Öl in einen Topf geben und auf mittlerer Temperatur erhitzen. Das Gemüse dann in das heiße Öl geben und für etwa 5 Minuten anbraten bevor die Currypaste sowie der Zucker hinzugegeben und für weitere 1 bis 2 Minuten mitgekocht wird.

Den Topfinhalt mit Kokosmilch, Sojasauce sowie 150 Millilitern Wasser aufgießen und so für 5 weitere Minuten auf mittlerer Hitze vor sich hin köcheln lassen. Derweil den Tofu mit einem Küchentuch trocken tupfen bevor er grob gewürfelt wird. Die Kaffirblätter hingegen zuerst waschen, dann trocken tupfen und nachfolgend zusammen mit den Tofuwürfeln zum Curry in den Topf geben. Dort für 10 Minuten mitköcheln lassen, anschließend mit dem Limettensaft und dem Salz würzen.

I. Abschließend das Thai Basilikum abwaschen, trocknen und die Blätter vom Stiel trennen. Die Mungobohnen Sprossen ebenfalls abwaschen, für einen Augenblick abtropfen lassen und dann jeweils in zwei Hälften schneiden. Die Sprossenhälften dann unter das Curry rühren und beim Servieren mit den Basilikumblättern garnieren.

VEGANES CHILI

Kalorien: 457,3 kcal | Eiweiß: 22,5 g | Fett: 14,2 g | Kohlenhydrate: 56,9 g

Zubereitungszeit: 60 Minuten

Zutaten für zwei Portionen:

1 rote Zwiebel gehackt | 2 Zehen Knoblauch gehackt | 150 Gramm Tofu gewürfelt | 1 Chili gehackt | 1/2 Stange Staudensellerie in Scheiben | 1 EL Kokosöl | 1 TL Tomatenmark | 1 EL Apfelessig | 200 Gramm stückige Dosentomaten | 100 Gramm Kidneybohnen | 80 Gramm Mais | 1/4 grüne Paprika | 1/4 rote Paprika | 1/2 TL Oregano |1/2 TL Majoran | 1/2 TL Zucker | Salz | Pfeffer

Zubereitung:

Zwiebel, Knoblauch, Tofu, Chili und Staudensellerie im Kokosöl anbraten. Tomatenmark mitrösten und mit Apfelessig ablöschen. Mit den Dosentomaten aufgießen. Bohnen, Mais und gewürfelte Paprika grün und rot hinzugeben. Mit Oregano, Majoran, Zucker,

Salz und Pfeffer abschmecken. Alles bei kleiner Hitze für 40 Minuten köcheln lassen und gelegentlich umrühren.

SÜßKARTOFFEL CAKES

Zubereitungszeit: **10 Minuten**

Portionen: 6-10 Stück

Zutaten:
- 2 EL Kokosöl
- 12 Datteln
- 500 g Süßkartoffeln
- Etwas Salz
- 6 EL Kakapulver
- 6 EL Ahornsirup
- 100 g gemahlene Mandeln
- 100 g gemahlener Hafer
- Muffinsförmchen

Zubereitung:
Ofen auf 180°C vorheizen.
Süßkartoffeln schälen, klein schneiden und für 20 Minuten garen. Datteln entkernen und anschließend alle Zutaten in einem Mixer pürieren.
Nun den Teig in die Färmchen füllen und für 45 Minuten backen lassen.

SELLERIESUPPE

Portionen: **5** – VORBEREITUNG: **10 MINUTEN** – ZUBEREITUNG: **20 MINUTEN**   Gesund

Zu scharf gewürzt? Kein Problem, fügen Sie einfach noch etwas heißes Wasser hinzu, damit die Schärfe sich verteilt.

Kochen

- 2 mittelgroße Sellerie

- 6 Tassen Wasser

- 1 mittelgroße Karotte

- 1 mittelgroße Zwiebel

- ½ Tasse Vollkornreis

- 1/4 Tasse Tomaten, gerieben

- ½ Zitrone, gepresst

- 1 TL frischer Ingwer, gerieben

1)   Zwiebel dünn schneiden und in ein Topf braten.

2)   Sellerie und Karotten in kleine Würfel schneiden und mit den geriebenen Tomaten und Ingwer zusammen den Zwiebeln hinzugeben.

3)   Anschließend mit dem Wasser füllen und nach 15 Minuten kochen den Reis dazugeben.

4)   Nachdem die Suppe fertig ist die halbe Zitrone auspressen und vom Herd runternehmen.

Pro Portion: Kalorien: **43;** Fett: **1,5g;** Kohlenhydrate: **2,1g;** Ballaststoffe: **0g;** Protein: **0,8g**

KÜRBIS-TOFU-RAGOUT

Nährwerte:

- Kalorien: 492,6 kcal
- Eiweiß: 15,5 Gramm
- Fett: 29,2 Gramm
- Kohlenhydrate: 38,3 Gramm

Für eine Portion benötigst du:

- 1/2 Zwiebel
- 50 Gramm Kürbis
- 50 Gramm Kartoffeln
- 1 TL Öl
- 1 TL Paprikapulver geräuchert
- 100 Gramm Tofu gewürfelt
- 150 ml Soja Sahne
- 1 Prise Kreuzkümmel gemahlen
- 1 Prise Zimt
- 1 EL Petersilie gehackt
- Salz und Pfeffer

So bereitest du dieses Gericht zu:
Zwiebel, Kürbis und Kartoffeln würfeln und im Öl anbraten. Paprikapulver kurz mitrösten und den Tofu hinzugeben. Mit der Soja Sahne aufgießen und mit

Kümmel, Zimt, Petersilie, Salz und Pfeffer würzen. Alles für 10 Minuten bei mittlerer Hitze köcheln lassen.

VEGANE WRAPS

Für: 1 Personen
Schwierigkeitsgrad: normal
Dauer: 30 Minuten Gesamtzeit

Zutaten

4 Wirsingblätter groß
250 ml Gemüsebrühe
50 g (Lupinen-)Tempeh aus dem Bioladen
1 Zwiebel rot, klein
1 TL Kokosöl
Salz
Pfeffer weiß, frisch gemahlen
100 g Rotkohl
½ Orange
1 EL Schnittlauchröllchen
100 g Sojajoghurt
½ EL Petersilie gehackt
1 Spritzer Walnussöl
1 Msp. Salz
1 Prise Pfeffer weiß, frisch gemahlen
1 Prise Zimt gemahlen

Zubereitung

Wirsingblätter waschen und die dicken Blattadern herausschneiden. Die Brühe in einem Topf erhitzen und die Blätter darin bei mittlerer Hitze 2 Minuten blanchieren. Herausheben, mit kaltem Wasser abschrecken, trocken tupfen und beiseitelegen.

Den Tempeh in feine Streifen schneiden. Die Zwiebel schälen und in feine Streifen schneiden. Das Öl in einer Pfanne erhitzen und die Tempeh-Streifen darin bei starker Hitze anbraten. Die Zwiebelstreifen mitbraten, bis sie glasig sind. Mit Salz und Pfeffer würzen.

Den Rotkohl in feine Streifen schneiden, in einer Schüssel mit etwas Salz bestreuen und kräftig durchkneten. Die Orange schälen und filetieren, dabei den Orangensaft auffangen. Orangenfilets und -saft mit dem Rotkohl vermengen. Den Schnittlauch unterheben.

Für das Dressing den Sojajoghurt in einer Schüssel mit Petersilie, Öl, Salz, Pfeffer und Zimt verrühren.

Die Wirsingblätter auf der Arbeitsfläche ausbreiten und je etwas Rotkohlsalat und Tempeh mittig darauf geben. Die Blätter rechts und links über der Füllung einklappen und von unten beginnend vorsichtig aufrollen.

Eventuell mit Küchengarn zubinden, damit sich die Rollen beim Transport nicht wieder abwickeln. Bei Bedarf in Backpapier gewickelt in die Lunchbox legen. Das Dressing separat mitnehmen

ROSA SMOOTHIE

Für 1 Portion
Zubereitungszeit: 5 Minuten
Schwierigkeitsgrad: leicht

Zutaten:
1 Banane
½ Tasse gefrorene Himbeeren
1 Esslöffel Granatapfelkerne
150 Milliliter kaltes Wasser
1 Teelöffel Zimt
2 Teelöffel Moringapulver

Zubereitung:
1. Alle Zutaten im Mixer pürieren.

GEBRATENE PAPRIKASCHOTEN

So einfach, so lecker und so schnell zubereitet mit wenigen Zutaten – einfach nur ein Geschmackserlebnis!

Schwierigkeitsgrad: leicht
Portionen: 2
Zubereitungsdauer: 20 Minuten

ZUTATEN

- ☐ 6 Spitzpaprika, gelb
- ☐ **Öl**
- ☐ **Salz**
- ☐ **Essig**

ZUBEREITUNG

Im ersten Schritt die Paprikaschoten unter fließendem lauwarmen Wasser abspülen und mit einem Küchentuch abtropfen.

Das Öl in eine Pfanne geben und auf Temperatur bringen, darin dann die Paprikaschoten anbraten – dabei Salz hinzugeben und mehrere Male wenden bis die Paprika beginnt anzuschmoren. Jedoch aufpassen, da das Öl sehr stark spritzt.

I. Die angebratenen Paprikaschoten in eine Schüssel umfüllen, das Bratöl aus der Pfanne darüber gießen und mit Essig würzen. Zum Servieren lässt sich sehr gut Brot zum dippen einreichen.

CRANBERRY PANCAKE

Kalorien: 274,9 kcal | Eiweiß: 20,1 g | Fett: 9,5 g | Kohlenhydrate: 25,5 g

Zubereitungszeit: 10 Minuten

Zutaten für eine Portion:

80 ml Mandelmilch | 50 Gramm Mandelmehl | eine Messerspitze Kala Namak | 1 TL pflanzliche Margarine zum Braten | 20 Gramm Cranberry | Puderzucker zum Bestäuben

Zubereitung:

Milch, Mehl und Kala Namak gut verrühren und zuletzt die Beeren unterheben. In der heißen Margarine zu Pancakes backen und diese vor dem Servieren mit Puderzucker bestreuen.

SOJAJOGHURT MIT OBSTSALAT

Zubereitungszeit: **15 Minuten**

Portionen: **4**

Zutaten:
- 500 g Sojajoghurt
- 20 g Leinsamen
- 250 g Birnen
- 100 g Heidelbeeren
- 100 g Brombeeren
- 150 Weintrauben
- ½ gepresste Zitrone

Zubereitung:
1. Obst waschen und klein schneiden. Mit Zitronensaft beträufeln und Chiasamen drübstreuen.
2. Joghurt in eine Schüssel geben und den Obstsalat darauf verteilen. Einmal durchrühren und genießen.

ALM SUPPE

Portionen: 5 – VORBEREITUNG: **15 MINUTEN** – ZUBEREITUNG: **20 MINUTEN**

Falls Sie nicht Wissen wie viel Salz genügt, ist ein Richtwert 10g Salz pro Liter Flüssigkeit.

Kochen

- 2-3 EL geschälte, zerstückelte Mandeln
- 4 Tasse Wasser
- 1 Zitrone, gepresst
- 2 EL Minze
- 2 EL Nährhefe
- 1 Prise Salz und Pfeffer
- 80 g Reis

1) Mandeln mit einem Glas Wasser für 1 Minuten durch den Mixer passieren. In diese schaumige Flüssigkeit ein weiteres Glas kaltes Wasser, Zitronensaft, trockene Minze, Nährhefe, Salz und Pfeffer hinzugeben.

2) In einem anderen Topf den Reis mit einem Glas Wasser kochen.

3)   Sobald der Reis durch ist der Mischung hinzufügen.

Pro Portion: Kalorien: **36;** Fett: **5,1g;** Kohlenhydrate: **7,1g;** Ballaststoffe: **2g;** Protein: **4,1g**

TOFU MIT ANANAS-KOKOSMILCH

Nährwerte:

- Kalorien: 489,9 kcal
- Eiweiß: 12,6 Gramm
- Fett: 39,9 Gramm
- Kohlenhydrate: 16,3 Gramm

Für eine Portion benötigst du:

- 1/2 rote Zwiebel
- 1 TL Öl
- 1 TL Currypulver gelb
- 100 Gramm Tofu
- 60 Gramm Ananas
- 150 ml Kokosmilch
- 1 EL Erbsen
- 1 Prise Kümmel gemahlen
- Salz und Pfeffer
- 1 EL Schnittlauch-Röllchen

So bereitest du dieses Gericht zu:

Die Zwiebel hacken und im Öl anbraten. Currypulver leicht mitrösten. Tofu und Ananas würfeln, hinzugeben und mit der Kokosmilch aufgießen. Erbsen dazu geben, mit Kümmel, Salz und Pfeffer würzen und für 6

Minuten kochen. Anrichten und mit Schnittlauch bestreuen.

www.ingramcontent.com/pod-product-compliance
Lightning Source LLC
Chambersburg PA
CBHW060325030426
42336CB00011B/1203